Contents

Acknowledgments	iii
Dedication	1
Introduction	3
Colonial Period	5
Colonial Soldiers	5
Colonial Militia	6
Heroic Beginnings	9
Victoria Cross	9
William Edward Hall, VC	10
First Indian War of Independence, 1857–59	11
Relief of Lucknow	13
From Confederation to the First World War	17
Building an Army	18
Black Canadians in the First World War	18
No. 2 Construction Battalion, Canada's "Black Battalion"	23
Second World War	33
Call to Arms	33
Black Canadians in the Second World War	35
Post-War Period	39
Demobilization, Rearmament and International Commitment	39
Korean War	40
NATO and the United Nations	42
Unification and Beyond	44
A Closing Word	46
Postscript	47
Notes	49

Acknowledgments

The authors wish to express appreciation to those who assisted in creating and publishing this historical account of the contributions of black Canadians to Canada's military history. Thanks also go to those who provided information and photographs. These people include the descendants of the Reverend Captain William White of No. 2 Construction Battalion, Robert (Bud) Jones of Montreal, and the staff of the Maritime Command Museum at Canadian Forces Base Halifax, Nova Scotia. Thanks also go to the members of the museum's advisory group who helped create and maintain its photographic display on Black Military History and to the other individuals and organizations whose names are noted in the text and photo credits. Unfortunately, this small publication could not be completely definitive on the many contributions and achievements of those who helped open the doors to diversity in the Canadian Forces, nor could it hope to include photographs of all of those who deserve recognition. The authors hope that the stories presented prove as interesting and inspirational to readers as they did to the authors.

FOR MY COUNTRY — BLACK CANADIANS ON THE FIELD OF HONOUR

Dedication

Wherever the bright sun of heaven shall shine,
His honour and greatness of his name
Shall be —
        William Shakespeare, *King Henry VIII*, v:5

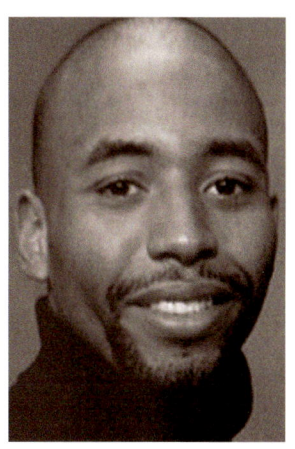

Corporal Ainsworth Dyer
3 PPCLI
1977–2002

This publication is dedicated to the memory of Corporal Ainsworth Dyer, 3rd Battalion Princess Patricia's Canadian Light Infantry (PPCLI), who died serving his country in Afghanistan in 2002.

Corporal Dyer was born in Montreal, Quebec, on 29 July 1977, and later resided in Toronto. In 1996, he enrolled in the 48th Highlanders of Canada, a Reserve Force unit. In October 1997, he transferred to the Regular Force as an Infantryman. After completing Battle School in the spring of 1998, he was posted to 3 PPCLI Edmonton where he served as a rifleman. In 2000, Corporal Dyer served with his unit on Operation Palladium — Canada's contribution to the NATO Stabilization Force in Bosnia-Herzegovina.

In the spring of 2002, Corporal Dyer's unit was assigned to Operation Apollo — Canada's role in the War on Terrorism in Afghanistan. Corporal Dyer and three other members of the 3 PPCLI Battle Group, Sergeant Marc Léger, Private Richard Green and Private Nathan Smith, were killed in a tragic incident while training in the area of Kandahar Airport, on 17 April 2002. Fallen to the field of honour, they gave their lives in the cause of peace.

We will remember them.

Introduction

Throughout Canada's history, since early colonial times, black Canadians have taken their places on the field of honour with their compatriots. They have proudly assisted in the defence of the nation in great wars and small, in foreign countries and on Canadian soil. Canadians of African origin fought in the War of 1812, stood firm against rebellion in 1837 and defended Canada's borders against the Fenian invaders in 1866. They served, as they continue to do, with the Canadian Forces throughout the world in the defence of freedom. They were there with other Canadians and our allies in Europe in the two world wars and in the Korean War. They were, and are, there in peacekeeping and peacemaking missions around the world. They have won glory and they have won honour carrying out their duty as soldiers, sailors and airmen, as brave and patriotic men and women do. No less than other loyal Canadians, they defended their country when needed, they did their part to fight tyranny and they contributed to peace around the world.

For blacks, though, the privileges of wearing the uniform and defending the country in war have often come only after fighting and winning other battles, battles against discrimination and rejection on grounds of race and colour. For them, as it was for Aboriginal peoples in Canada and for those of Chinese, Japanese and other non-European origins, the qualities most desired in the soldiers called upon to defend their country were often not enough to gain them a place in the ranks. No less than others, they demonstrated patriotism, loyalty, honour, belief in our way of life, courage, leadership and devotion to duty, all the qualities expected of Canadian soldiers. And yet, they were often denied their basic right and duty to defend the country. They persisted. They did not give up. They demanded their right, as citizens, to stand with other Canadians on the field of honour. They have succeeded. Throughout this long struggle, they helped change Canada and build a better country.

Canada, with its partners in its international alliances and the United Nations, faces new challenges to world peace at the beginning of the 21st century. With the conviction that mutual understanding and respect by all the world's peoples are essential to achieving international security, Canada stands as a nation fully committed to multiculturalism throughout the land and to employment equity for all within its institutions. The Department of National Defence and the Canadian Forces are acting strenuously to ensure that their policies, practices and workplaces are free of barriers to full diversity within the ranks of servicemen and servicewomen. They believe that this objective can be advanced by helping Canadians become aware of the contributions that traditionally disadvantaged groups have made to collective security, and to the freedom of all Canadians. Accordingly, the Director Gender Integration and Employment Equity, Department of National Defence, is proud to sponsor this history of the military service of black Canadians.

Colonial Period

COLONIAL SOLDIERS

The military traditions of black Canadians have their roots in the early days of the British North American colonies of Nova Scotia, New Brunswick, Prince Edward Island and Upper and Lower Canada, and the last days of British presence in the United States of America.

In the early 1770s, the American patriots in the Thirteen Colonies south of the St. Lawrence River and Lake Ontario began a revolution that had been building to the boiling point for years. Consumed by thirst for their own freedom from British control, many Americans failed to understand that the 300 000 slaves they held in bondage had similar ambitions. British commanders capitalized on the black slave's desire for freedom, realizing early in the revolution that they could employ freed slaves to military advantage. By supporting emancipation, they could also disrupt the developing American economy, which was dependent in large measure on slave labour.

In 1775, the British Governor of Virginia issued a proclamation calling for able-bodied men to join his army. He promised emancipation to any slave who volunteered. He soon had 800 black soldiers under his command. Many of them were escaped slaves.

FIGURE 1 — *Colonial soldier in the uniform of a pioneer of the 104th Regiment of Foot, New Brunswick. Painting by Robert J. Marion, courtesy Canadian War Museum.*

Within a year, the emancipation policy became standard among British governors. Many of those who accepted the offer became committed to preserving their hard-won freedom. When Britain lost the war and agreed to American independence, thousands of freed slaves, and others not yet free, fled to the Canadian colonies with the white Loyalists. They brought with them a developing tradition of loyalty to the Crown and a willingness to fight alongside their compatriots to preserve the freedoms they enjoyed.

Colonial Militia

After the War of American Independence, the British North American colonies were dependent on the British navy and army to protect them from hostile Aboriginal peoples and from the still belligerent Americans. Had a major conflict arisen, though, the British forces could not by themselves have defended thousands of miles of coast and open, unmarked borders. Each of the colonies relied to some extent on calling to arms a citizens' militia, comprised of soldiers who would be called up temporarily from their civilian occupations, when necessary for defence. The militiamen were trained and equipped to act as artillery, infantry and support troops in British field units and as naval seamen on British ships. For more than 150 years, the colonies did not maintain their own standing armies or navies. Instead, they relied on the citizen-soldier to play a major part in their defence. Canada itself did the same for some years after the colonies formed the new nation in 1867.

Colonial militias were not always as well trained or equipped as they might have been. When the colonies, and the newly formed Canadian government after 1867, felt the threat of attack was heightened, they would increase their financial and political support to the militia. When the threat was low, interest in defence would fall. Citizens would sometimes resent, resist or ignore requirements for periodic military training even though the *Militia Acts* of the colonies and Canada normally made all able-bodied men between the ages of 18 and 45 liable for training and service.

Eventually, to ensure necessary defence forces were trained and available when needed, the colonies developed active militia units of volunteer, full-time, paid soldiers organized in units of infantry assigned to permanent British forces in their regions. A reserve militia of citizens eligible for duty, sometimes called the Sedentary Militia, would back up the active militia when needed.

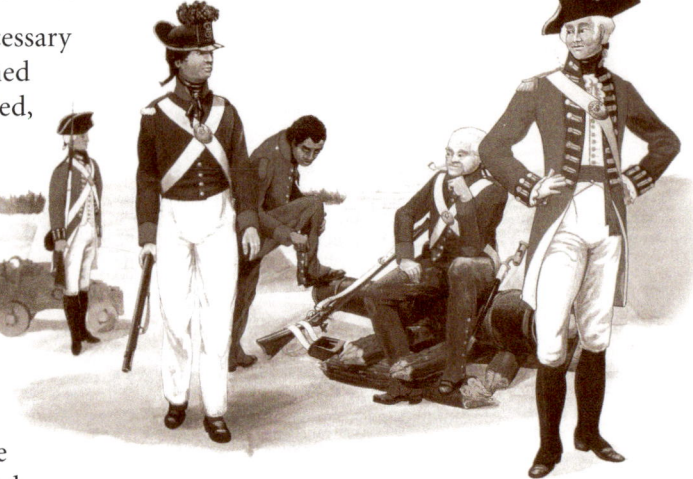

FIGURE 2 — *Uniforms of H. M. Corps of Island St. John Volunteers (Prince Edward Island Fencibles), 1794–1802. Drawing by David Webber in "A Thousand Young Men: The Colonial Volunteer Militia of Prince Edward Island, 1775-1874." Courtesy Canadian War Museum, Accession No. 19940026-010.*

Although individual members of the Sedentary Militia would sometimes volunteer for duty in time of war, the Sedentary Militia itself was never called to duty as an organized force.

Black citizens played their part in the militia, both the active and reserve forces, like other Canadians, and were significant contributors to Canada's defence in time of war. In the War of 1812, between the United Kingdom and the United States, Captain Robert Runchey, a white man, raised a company of black soldiers to help defend the country against American invaders. The company, which is called in some records the Coloured Corps and in others, the Company of Coloured Men, fought with British soldiers and other Canadians at the Battle of Queenston Heights, near Queenston, Ontario, in the Niagara Falls region. According to Gerald T. Altoff, a US National Park Service Chief Ranger, writing in *CRM Online*, a cultural resource management magazine, Captain Runchey received his inspiration to form the company from Samuel Pier Point, a black Canadian veteran of the War of American Independence.[1] According to historian Headley Tulloch in his book *Black Canadians: A Long Line of Fighters*, the Company of Coloured Men arrived at Queenston Heights on 13 October 1812, under command of Colonel Sheaffe, in time to save the day. The British commander, Sir Isaac Brock, had been killed by the time the company arrived and the American forces held the Heights. The company charged the enemy lines, broke through and overcame the Americans, who soon surrendered.[2] Black men participated as militia members at many of the famous battles of the War of 1812 and these events are commemorated at numerous locations in the Niagara region, especially at Queenston Heights.

Blacks also played significant militia roles in quelling the 1837–38 rebellion in Upper Canada. Historian Headley Tulloch states that one thousand black men, forming five companies of soldiers, took part in battles of that rebellion, including the Battle of Toronto in December 1837.[3] In 1860, blacks in Victoria, British Columbia, formed the first volunteer militia force to provide defence of the west coast.

Not all blacks served in segregated units through the colonial period. Gerald T. Altoff reported, in his article mentioned above, that blacks were common in the ranks of other British Army and Canadian Militia units and also served on ships of the Royal Navy. As reported below, life aboard ships of the Royal Navy sometimes provided the opportunity to serve with great personal distinction.

FOR MY COUNTRY — BLACK CANADIANS ON THE FIELD OF HONOUR

Heroic Beginnings

VICTORIA CROSS

The Victoria Cross is the highest award for military valour in Canada and in the Commonwealth. Queen Victoria instituted it personally, in 1856, to honour courage and bravery of the highest order in the presence of the enemy.[4] It is awarded without regard to rank, military position or duties. The inscription on the medal reads simply, "FOR VALOUR." The modern Canadian Victoria Cross, though identical in all other respects to the original version, bears the inscription in Latin "*PRO VALORE*" in place of the English-only version. By regulation, only the most conspicuous bravery, a daring or pre-eminent act of valour or self-sacrifice or extreme devotion to duty, in the presence of the enemy, merits the award.

Called the VC by military and naval members everywhere, the award was introduced originally to recognize the heroic actions of soldiers and sailors in the Crimean War (1853–56). Since the beginning, the sovereign has bestowed the VC rarely, recognizing only the most courageous and selfless acts of valour. Only 1 354 medals have been awarded since its inception, many posthumously.[5] The medals are cast from lowly bronze to reflect Queen Victoria's wish that the medal be awarded without regard to rank or station. Though it could have been made of gold or silver, like other decorations, its metal is drawn instead from the bronze parts of enemy cannons captured at Sebastopol in Crimea, commemorating the heroism of many British soldiers in that bloody war.

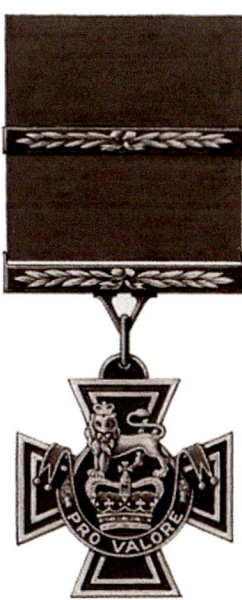

FIGURE 3 — *The Canadian Victoria Cross. DND Photo.*

Though hundreds of thousands of Canadians have served bravely in war, only 94 have merited the award of the Victoria Cross. Four achieved the distinction while serving with British forces even before Canada became a nation, one at

Balaclava in the Crimea and three in India.[6] The third of these was a black man from Nova Scotia serving in the Royal Navy. He won his high place in British and Canadian military history during the Indian Mutiny, on 16 November 1857, for heroic conduct during the siege of Lucknow, India. His name was William Hall. His story is as distinctive as his medal.

WILLIAM EDWARD HALL, VC

He was the first Canadian navy man, the first Nova Scotian and the first black of any nationality to win the Victoria Cross. He was born on 28 April 1827 (or possibly 1821 by some accounts) in Horton Bluff, a village in Hants County, Nova Scotia. His parents, Africans freed by the Royal Navy from a slave ship en route to North America, had a small farm there. By the age of 17, William was working as a deckhand on merchant ships.

After his merchant navy experience, Hall served in the United States Navy for 18 months.[7] Then, in 1852, at the age of 25, he joined the Royal Navy in Liverpool, England, serving first aboard the 90-gun warship *HMS Rodney*.[8] He sailed on *Rodney* during its service in the Crimean War, earning the Crimea Medals of both Britain and Turkey. For unknown reasons, he decided to part ways with the navy after conclusion of the war and became a deserter in 1856.

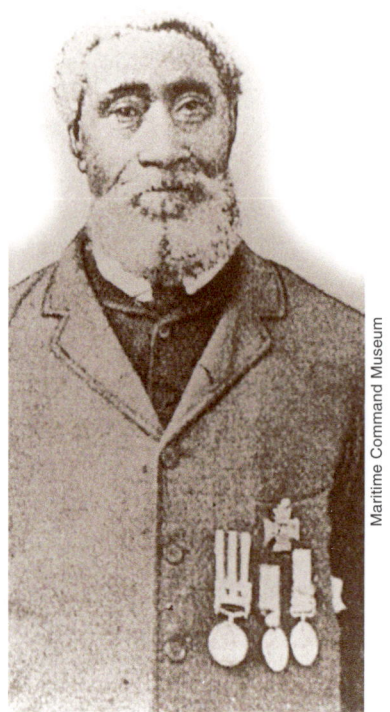

FIGURE 4 — *William Hall, VC circa 1900, wearing the Victoria Cross, the Indian Mutiny Medal with Lucknow Bar and, possibly, Crimean War medals.*

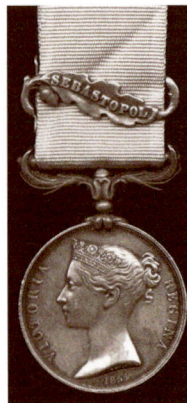

FIGURE 5 — *British Crimea Medal with Sebastopol Bar. Photo courtesy Eugene G. Ursual, Military Antiquarian Inc., www.medalsofwar.com*

Where Hall travelled and what he did while a "runner," as the Royal Navy termed deserters, is unknown. Soon, though, the man's honourable nature overtook him. He rejoined the navy after six months of unauthorized absence. The punishment for his desertion is not recorded, although he may have forfeited his decorations for a time.

Hall's first ship after returning to duty was another warship, *HMS Shannon*, a 50-gun steam frigate.[9] One year later, in the late summer of 1857, *Shannon* was in Indian waters lending support to beleaguered British forces and civilians threatened by a rebellion against their rule.

First Indian War of Independence, 1857–59

The rebellion was called the Indian Mutiny by the British Empire and the Great Uprising by some historians. To the people of India, it is the First War of Independence from the British Empire. It began with a revolt of Indian soldiers in service to the British after 200 years of their growing presence in their country. By the 20th year of Queen Victoria's reign, India was, it seemed to the British, a firm and lasting part of their empire. In fact, it was a vast commercial domain controlled by the Honourable East India Company, a British trading company originally established to bring the resources and products of India to Britain.

Over a period of 150 years, the East India Company became the government and unchallenged ruler of the Indian nation and people, supplanting the Mogul Emperors and the kings of various small states in that role. The company raised its own armies, which were led by company-appointed British officers. They rivalled the British Army itself in size, counting more than 250 000 men in 1857. Although the armies included British and European soldiers, the vast majority were Indians from all parts of the subcontinent. The Indian soldiers were called sepoys, a name that derives from a Hindi word meaning "cavalryman." The British applied it to all Indian soldiers.

On 10 May 1857, disturbing rumours circulated among the soldiers of a unit from Bengal stationed in Meerut, a town near Delhi. Sepoys spread the news, which was apparently true, that the new rifle cartridges issued to them were greased with the fat of pigs and cows. Muslims are forbidden to consume pork for religious reasons and Hindus consider cattle sacred. As sepoys had to bite off the end of these paper cartridges before loading them in their rifles, the use of the animal fat as a lubricant was greatly offensive to members of both faiths. Already angered at the growing British influence in their lives, suspicious that the British were trying to convert them to Christianity and severely dissatisfied with their pay and conditions of service, the sepoys were outraged at this British insult to their religious beliefs and practices. They felt driven to restore the honour of their religions and people. The sepoys at Meerut mutinied, killing a number of their British officers, and then made their escape to Delhi where they hoped to gain the support of the people and the Mogul Emperor.

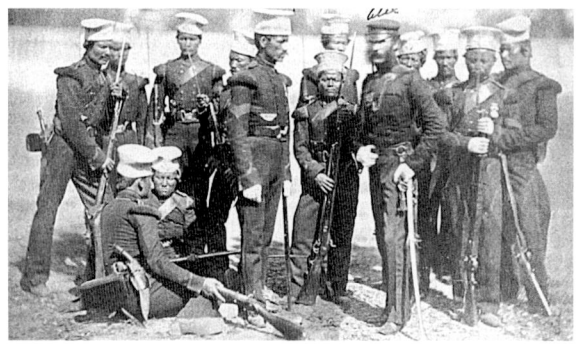

FIGURE 6 — *Sepoys, 1858.*

Delhi was defended by three regiments of Indian soldiers loyal to the East India Company, but not by British units. The defenders were no match for the force from Meerut. The rebel forces quickly overcame resistance and proceeded to kill many Europeans and their Indian supporters. When the sepoys completed their capture of the city, they declared the Mogul Emperor to be Emperor of all India.

From there, their rebellion spread to other units and to the city of Lucknow. That city, then a major seat of the East India Company's power in India, lies about 500 kilometres southeast of Delhi. Rebellion also spread to Kanpur, further to the southeast.

Kanpur and Lucknow were soon put under siege, with British forces and civilians outnumbered and trapped in both. Within a few weeks, the British garrison at Kanpur surrendered. This was soon followed by the massacre of European soldiers and civilians. Only a few survived and escaped to Calcutta on the east coast to tell the story. The city of Lucknow endured a prolonged siege through the heat of summer and early autumn, a scene marked by constant attack against the fortified walls of the British Residency by cannon, mortar and rifle fire, and by death and starvation of many.

Relief of Lucknow

The news of the uprising shocked Britain, which made immediate retaliatory plans. All available forces of the East India Company and British regulars were committed to retake the lost cities and territories. By late summer, they had recaptured Kanpur. The first hope of relief for Lucknow came in late September with the arrival of 1 000 British soldiers after a brutal march from Kanpur, a journey marked by battles, skirmishes and heavy losses along the way. The British column barely made it through the gates of the Residency, the fort where the survivors were holding out, before the siege resumed. There was no chance of escape without the arrival of reinforcements.

Into this desperate scene marched William Hall and the men of *HMS Shannon* under command of Captain William Peel. After docking at Calcutta in mid-August, Captain Peel was ordered to form a naval brigade of his marines and sailors and march overland, first to Kanpur and then to Lucknow, some 800 kilometres from Calcutta, to lend assistance to the British Army in relieving the siege. With Army regulars, the 250 men of the *Shannon* formed part of a joint force under command of Colonel Powell of the 53rd Regiment. From the end of October through mid-November, they battled their way down the road from Kanpur to Lucknow. Colonel Powell was killed in one battle and Captain Peel replaced him in command. The combined force of sailors and soldiers finally reached Lucknow on 15 November and succeeded in rescuing the besieged British soldiers and civilians from the Residency on 17 November.

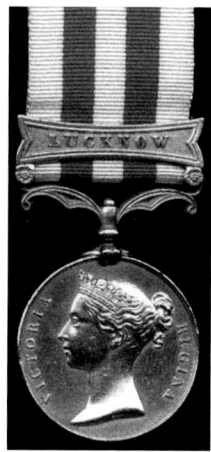

FIGURE 7 — *Indian Mutiny Medal with Lucknow Bar. Photo courtesy Eugene G. Ursual, Military Antiquarian Inc., www.medalsofwar.com.*

William Hall, an Able Seaman at the time, fought through this ordeal with his ship's naval brigade as a member of a gun crew under the immediate command of Lieutenant Thomas Young, *Shannon's* Gunnery Officer.

On 16 November, the naval brigade of 250 men, armed with six 24-pounder guns and some mortars, advanced on a heavily defended fortress within the city. Placing their guns as close to the walls as they could, the entire time under heavy fire from the sepoys defending the fortress, they began to blast their way through. Gun crews were under constant assault of rifle fire and grenades. Losses were heavy on both sides. In spite of the horrendous enemy barrage, the gun crews kept up their attack, pressing on until they were victorious.

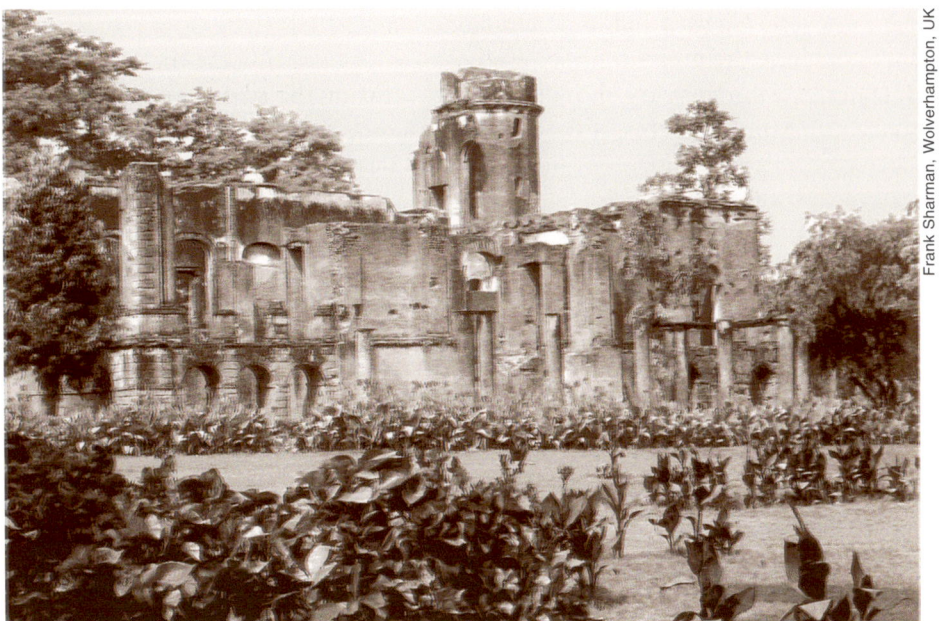

FIGURE 8 — *The Ruins of the British Residency, Lucknow, Uttar Pradesh, India.*

Describing the action in which he played so important a part, Able Seaman Hall said later, "After firing each round, we ran the gun forward until finally, the crews were in danger of being hit by splinters of brick and stone torn from the wall by the round shot. Lieutenant Young moved from gun to gun, giving calm encouragement."[10] Hall was, by nature, superbly calm in difficult situations. He had been trained by years of service at sea and by his combat experience at Sebastopol to complete his mission, no matter the cost. He needed little encouragement to fight on till the battle was won.

When, after hours of fierce battle, Hall was left the only survivor of his gun crew, Lieutenant Young, by then wounded, took the last gunner's place and helped Hall continue firing. Soon after, their constant bombardment made breaches in the fortress walls, allowing infantry to enter. The sepoys retreated, ending the engagement. The next day, the British forces were able to complete the rescue and removal of their besieged compatriots, battle their way out of the city and make their way to safety in Kanpur.

On the recommendation of Captain Peel, both Able Seaman Hall and Lieutenant Young were awarded the Victoria Cross, the highest award for valour in contact with the enemy. Hall was presented his VC on board *HMS Donegal*, on which he served after *Shannon*, on 28 October 1859.

Rear-Admiral Charles Talbot, Commander-in-Chief at Cork, Queenstown, Ireland, made the presentation.[11] Hall can be seen wearing the medal in Figure 4, taken in his later years, though he is not wearing the ribbon that had by then been lost or stolen. Unlike the example of the Victoria Cross pictured at the beginning of this section, his medal had been supported on a blue ribbon, which was issued to all Navy winners of the decoration between 1856 and 1918. Since 1918, all VCs have been issued a wine-coloured ribbon.

After his experiences in India, William Hall went on to a distinguished naval career, serving successively as Leading Seaman, Captain of the Mast and Captain of the Foretop, Quartermaster and Petty Officer on various ships. In June 1876, he retired from the navy. He returned to Nova Scotia and farmed in Avonport until his death in 1904. He is buried at the Hantsport Baptist Church where a monument stands in his honour.

William Hall, VC: He was the son of freed slaves, the first black man to win the British Empire's highest award for military valour, a Nova Scotia legend and a Canadian hero.

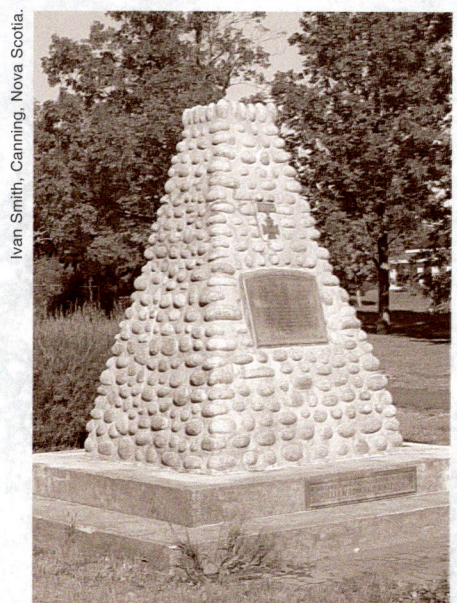

FIGURE 9 — *William Edward Hall, VC Monument, Baptist Church, Hantsport, Nova Scotia.*

Inscription on the Monument —

William Edward Hall, VC

The First Nova Scotian and the first man of colour to Win the Empire's highest award for valour.

Born at Horton, N.S. April 28th 1821.

Died at Avonport, N.S. August 27th 1904.

Hall was part of a crew under command of a lieutenant which placed a 24-pounder gun near the angle of the Shah Nujjiff at Lucknow. When all but the lieutenant and Hall were either killed or wounded, Hall, with utter disregard for life, kept loading and firing the gun until the wall had been breached and the relief of Lucknow had been assured.

"HIS GREAT PRIDE WAS HIS BRITISH HERITAGE"

From Confederation to the First World War

Between Confederation in 1867 and the start of the First World War of 1914–18, few black men served in the active armed forces of Canada. Canada did not have its own navy until 1910, and after that year it consisted of only a few ships on both coasts until war broke out. Until 1914, the Canadian Militia, Canada's army, primarily comprised a few full-time volunteer units (the Regular Militia) and a larger number of volunteer, part-time units (the Volunteer Militia) for most of the period. This force was augmented by a large Reserve Militia of all able-bodied male citizens between 18 and 60 years of age who, theoretically, could be called out in a crisis. In fact, the Reserve Militia was never called up and this part of the army existed only as a list of names.[12]

The high point of the militia system was the period immediately before Confederation when Canada and Britain feared being drawn into the American Civil War. The Fenian Raids from the United States in 1866, which the Militia and British Army units successfully stopped, heightened these fears in the year before Confederation. In 1867, more than 33 000 men served in the Volunteer Militia.[13] In 1868, Canada passed a new *Militia Act*, organizing the Volunteer Militia, the Regular Militia and the Marine Militia into the Active Militia. This event marks the origin of the Canadian Forces of today, and some modern units of the Canadian Forces can trace their origins to that period.

Canada's volunteer units saw action for the first time during the Northwest Rebellion of 1885 when the Government of Canada employed them successfully to quell an attempt to establish a separate Métis territory in Saskatchewan. More than 3 000 troops were moved from the East to take part in the expedition against the rebellion.

Volunteers were employed again during the South African War of 1899–1902 when Canada sent a special contingent of 2 500 soldiers recruited specifically to assist Great Britain in its war against South Africans of Dutch ancestry called the Boers.[14] Only four months after they were recruited, the Canadians, serving as a battalion of the Royal Canadian Regiment, distinguished themselves in the Battle of Paardeburg Drift. The Canadians came out of the war with 89 casualties and 4 Victoria Crosses.[15] Britain itself recruited another 5 000 Canadians to fight as formed units in the war. One cavalry unit, Lord Strathcona's Horse (Royal Canadians), survives today as an armoured regiment of the Canadian Forces (Regular). The British, the Boers and white Canadians, regarded this as a "white man's war" in which service by blacks was not wanted. Still, a few black Canadians did take part in it, though little is known of their service. Not until the outbreak of the First World War did blacks take their place of pride in the ranks of their compatriots in serious numbers.

Building an Army

After the South African War, Canada began to build its armed forces slowly into an organization capable of taking the field under Canadian command, an absolute necessity for the young country if it was to gain recognition as a dominion, not just a colonial appendage of Britain. In 1916 the Permanent (full-time) Militia strength was set at 2 000, all ranks. In 1906, the last British forces stationed in Canada left for home and Canada responded by increasing the permanent force strength a little more. By 1914, it was set at 5 000 officers and men, though the actual strength was only 3 000. Meanwhile, the non-permanent force was also increasing in size. By 1914, it had reached an authorized strength of 57 000. Canada's coastal defences were also built up. In 1910, the Royal Canadian Navy was established and received its first training ships. However, it remained a small force until the outbreak of the war in 1914.[16]

When the war began in August 1914, Canada had at least the nucleus of an army on which to build a larger force. Even though it was a small organization, the militia's officers and men were at least capable of recruiting and training a force large enough and capable enough to send to war in Europe. Only orders to mobilize were needed. When Great Britain declared war on 4 August, the orders came quickly.

Black Canadians in the First World War

Based on Canadian Census figures of 1911 and 1921, the black community across Canada at the beginning of the First World War numbered about 20 000 people,[17] in a total Canadian population of between 7 and 8 million.[18] Many thousands of them were descendants of families that had been in

Canada since the 18th century. Blacks were as loyal to Canada as any group of citizens. When the time came to defend the country and the empire, they were ready to do their duty. Canada had entered the war in 1914, but only a few black men had been able to enlist in the army by 1916, two years later. Many who had tried to do so were denied entry, mostly because of racial prejudice on the part of some recruiters. As well, there was a general fear on the part of commanding officers throughout Canada and the general staff in Ottawa that it would be difficult to integrate black soldiers into white units.[19] That the loyalty of blacks to the empire and to Canada endured in the face of this racism is remarkable. Perhaps they saw something good in Canada that others could not see, and were ready to fight for it and defend it.

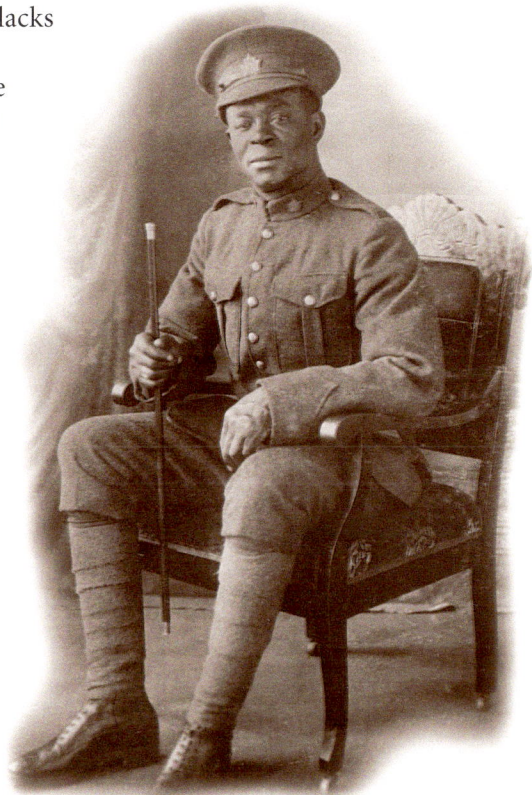

FIGURE 10 — *Private William Gale, No. 2 Construction Battalion.*

An option to the individual enrolment of blacks in the many battalions being raised to fight the war was the creation of segregated all-black units. Historian John Griffith Armstrong notes in his essay, *The Unwelcome Sacrifice: A Black Unit in the Canadian Expeditionary Force, 1917–19*, that such units were common in the United States military. The same was not true for Canada. Here, circumstances of population demographics, defence policy and an underlying element of racism in Canadian society combined to prevent creation of segregated units. Blacks accounted for a very small part of the population in Canada, and the government had little interest in maintaining military forces large enough to include segregated units. Forming a black unit in this country in 1916, though not unprecedented in the history of the colonial militias, was not a popular concept with decision-makers. Few Canadians in a position to make it happen supported the idea, even at a time when every able-bodied man was needed in either a military or civilian capacity to support the war effort. Creating a black unit meant overcoming military, political and even public opposition to support the patriotic aspirations of a small Canadian minority.[20] In the end, though, the segregated unit was the option chosen by the government. Although the creation of an all-black unit could not, in any way, be seen as a defeat for racism, the fact that it happened in the face of widespread prejudice, obstructionism in the militia and even disappointing recruiting results, can be seen as a triumph for black Canadians.

Although they encountered prejudice everywhere, black men were still eager to serve in the militia, and their leaders strongly supported the war effort. Perhaps they, more than other Canadians, understood that freedom is not won easily, and once obtained, must be strongly defended.

The black populations across Canada were significant in Ontario, the Prairies, and most importantly, Nova Scotia. The maritime province was home to 7 000 blacks, about one-third of the total black population of Canada. This was a community able to make itself heard. Some federal politicians were ready to listen and were willing to take the necessary action to enlist blacks in the Canadian Expeditionary Force.

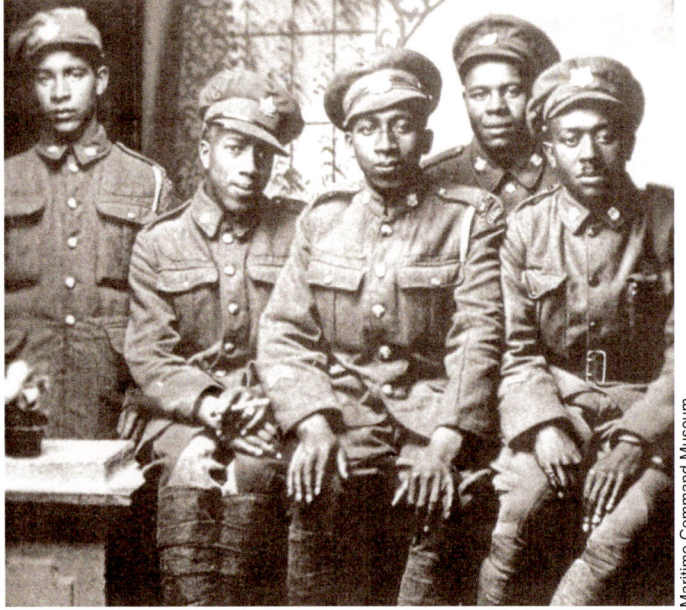

FIGURE 11 — *Private Joseph Paris, at centre, and fellow members of No. 2 Construction Battalion, 1917.*

Three Nova Scotia Members of Parliament led the way, the Prime Minister himself, Sir Robert Borden, who represented Halifax; John Stanfield, MP for Truro; and Fleming B. McMurdy, MP for Shelburne and Queen's. McMurdy was Parliamentary Secretary to the Minister of Militia and Defence, an influential post in the cause of black enlistment.[21] The Minister, Colonel Sam Hughes, directed that black volunteers be permitted to join any battalion.[22]

Men such as Major-General Willoughby Gwatkin took a different view of blacks in the militia. He was a British officer who served as Canada's Chief of the General Staff. Although he was well-educated, highly respected, and the holder of one of the highest offices in Canada, he may have allowed his personal beliefs to get in the way of his responsibilities to the nation and to Canadians of every colour.

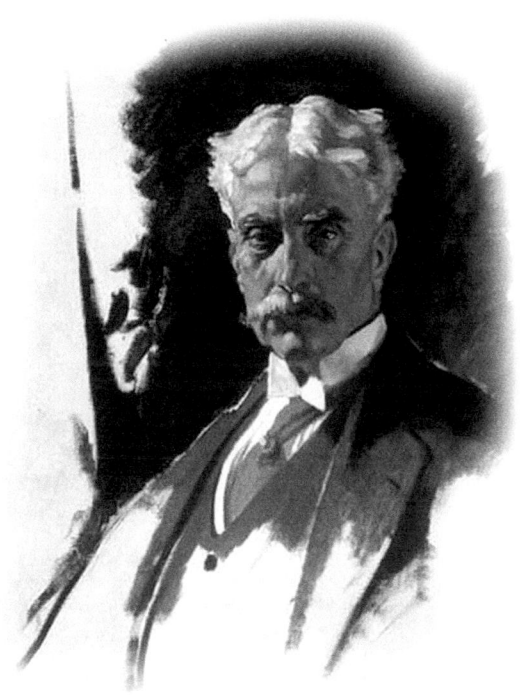

FIGURE 12 — *Prime Minister Sir Robert Borden, 1919. Courtesy National Archives of Canada (Accession No. 1991-76-1).*

Gwatkin had reservations about black men serving in the militia and made them known. He questioned the black man's ability and desire to fight. He did not believe that black men would easily be accepted into white units.[23] His attitude was, unfortunately, common in his day and typical of many officers. However, he was pressured by members of the government, who had a better sense of justice, to respond to the wishes of black Canadians who wanted to play a part in the war effort. He agreed to support the enrolment of blacks, but he was not prepared to support their full integration in the ranks.

Despite his reservations and those of other officers, some black recruits were already serving with the Canadian Expeditionary Force by 1916. The 106th Battalion Nova Scotia Rifles, for example, is known to have recruited several black Nova Scotians. The battalion recruited up to 16 blacks between 1915 and 1916 after the government announced the non-discrimination policy.[24] No official statistics were kept and there is no clear picture today of the numbers of blacks serving in other battalions at the time, nor of the units in which they had enrolled.

One of those men who exemplified the selfless courage of the 106th Battalion recruits was Private Jeremiah (Jerry) Jones. He joined the 106th in June 1916. He went overseas with the battalion, but once there, he volunteered for combat duty and was transferred to the Royal Canadian Regiment. In action against the enemy, he single-handedly captured a German machine gun and its crew — taking the crew as prisoners. He was later wounded in action and was returned to hospital in England for recovery. He returned to action and survived the war. When the war was over, he returned to his home in Truro, Nova Scotia.[25] A statue in his honour stands in the town.

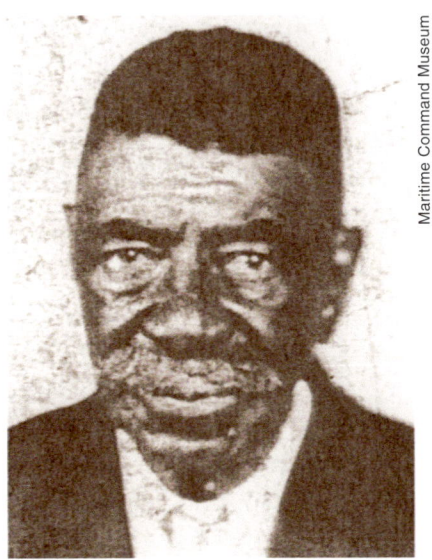

FIGURE 13 — *Jeremiah Jones.*

Black recruits faced many trials when attempting to enlist. One officer commanding the 104th Overseas Battalion, for example, turned away 14 blacks because he believed it unfair to ask his soldiers to mingle with them, and even noted that some arrived at the recruiting office "much the worse of liquor."[26]

It is no secret that volunteers of all colours and national origins had to reinforce their brave intentions with a few drinks before joining the army. The high casualty rate in the trenches of Europe was well-known to the public. That knowledge was enough to give anyone reason to look to the bottle for liquid courage before signing enrolment papers. Though agreeing to serve after having a few drinks was common enough among whites, it was sufficient reason for recruiting officers to turn black volunteers away.

Some Highland Battalions refused black recruits on the flimsy excuse that black men "would not look good in kilts." In one community where two battalions were recruiting men, one stated that it would accept black recruits from within the region, while the other stated that they could not find any in the region to recruit. Some commanding officers believed, correctly or not, that the recruiting of black soldiers into white units might arouse the racial prejudice of the whites and make recruiting more difficult.[27]

No. 2 Construction Battalion, Canada's "Black Battalion"

Breaking Down the Barriers — The story of the Black Battalion begins in 1916, when an urgent drive for new recruits was taking place throughout the British Empire. Personnel was essential not only for combat forces but also for forestry and construction to provide fortifications and bases and to build the roads, bridges and railroad lines needed to move troops to the front. In February 1916, the British Colonial Office asked the Canadian government to form a few labour battalions to serve overseas.[28]

Canada responded positively. In April 1916, No. 1 Labour Battalion was formed, but it was soon renamed No. 1 Construction Battalion. A unit of this kind required men who were professional engineers and tradesmen qualified for the construction work to be done. The unit's commander, Colonel Blair Ripley, was a railway construction engineer. He believed that the designation of labour battalion would seem demeaning to the professionalism of the men and would not be popular in the communities of the men he was trying to recruit.[29] Shortly after No. 1 Construction Battalion was formed, Major-General Gwatkin recommended recruiting members from the black population to form a second construction battalion to meet the British need for more troops.

General Gwatkin anticipated that the formation of a black construction unit would meet the demands of Prime Minister Borden, the Minister of Militia and Defence and the black community. The militia would recruit an all-black unit, led by white officers. The unit would have the original designation of "labour battalion." In Gwatkin's view, a segregated unit would benefit blacks who would be able to serve in an environment free from the prejudice of white soldiers.

The government and the militia, in urgent need of recruits, favoured the solution. Prominent black leaders supported the idea and did much to create public awareness of the plan in the black community. These leaders included the Reverend William A. White, a prominent Baptist minister of Truro, Nova Scotia, and J. R. B. Whitney of Toronto, who published a journal, the *Canadian Observer* which was directed to the black community.[30]

With other black leaders, Reverend White spearheaded the drive for a black unit, and helped draw national attention to the issue by speaking out publicly and pressing the case with military and government officials.[31]

William A. White was born in Williamsburg, Vermont, in 1874. In 1899, he came to Canada to obtain his education at Acadia University, in Wolfeville, Nova Scotia. The first black to graduate from Acadia, he earned degrees in Arts and Divinity. He soon became a minister at the Zion Baptist Church in Truro.

When the war broke out, he was serving as a member of the Canadian Militia and planned to join the 106th Battalion of the Canadian Expeditionary Force. He was a central figure in pressing the case for enrolment of blacks in the battalion. With other black leaders, he was successful in lobbying the government to issue a direction to the Canadian Militia to permit the unrestricted enrolment of blacks. Unfortunately, the orders of the Prime Minister, the Minister of Militia and Defence, and the Chief of the General Staff were not enough to eliminate the prejudice of commanding officers and recruiters across the country.

More than any other man, William White was responsible for the formation of the "Black Battalion," No. 2 Construction Battalion, Canadian Expeditionary Force, and became its chaplain with the rank,

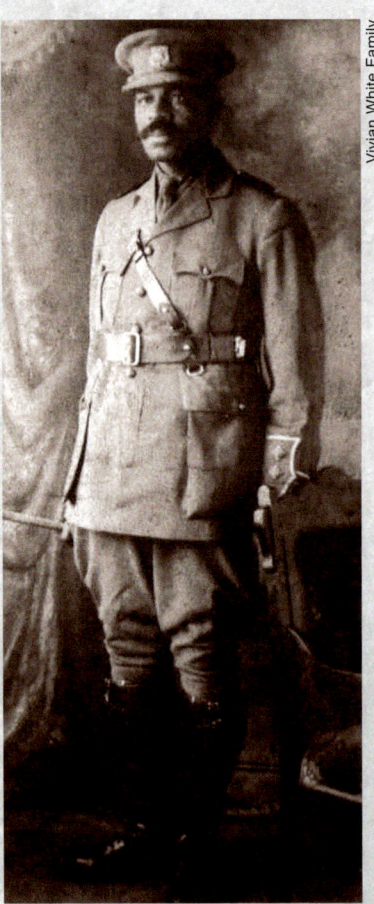

FIGURE 14 — *Captain William A. White, Chaplain, No. 2 Construction Battalion.*

customary for military chaplains, of Honorary Captain. As such, he had the distinction, of being the first black man in the British Empire to hold commissioned rank.

Captain White served throughout the war as the battalion's chaplain, accompanying it to England and France. During his service, he kept a diary that has become the subject of a video history called *Honour Before Glory*. Produced by his grandnephew, the distinguished Canadian actor, director and producer Anthony Sherwood, the video tells the story of the tragedies and victories in No. 2 Construction Battalion's war. Anthony Sherwood stars as William White. Copies of the video are available at many Canadian libraries and, where not available, can be obtained on interlibrary loan.

On discharge from military service at the end of the war, Reverend White returned to Nova Scotia where he served as minister at Cornwallis Street Baptist Church in Halifax. In 1936, he was honoured by Acadia University with the honorary degree of Doctor of Divinity. He died in 1936.

A patriot, a man of great religious strength and a leader in the battle to end racial discrimination, Reverend White passed on his values to his large family. Several of his children had exceptional musical talent that they applied to religious worship as choir members and to patriotic use entertaining troops during the Second World War. One of them, Portia, went on to an international musical career.[32]

Portia White, daughter of William White, was one of Canada's most famous classical and spiritual singers.

Born in 1911, she grew up in Halifax where she sang in the choir at her father's church. She started her working life as a teacher in the Halifax region, while studying music. With the support of music interest groups and a Nova Scotia arts education foundation, which recognized her exceptional talent at an early stage in her career, she was able to develop her voice and repertoire as a singer of classical and black spiritual compositions.

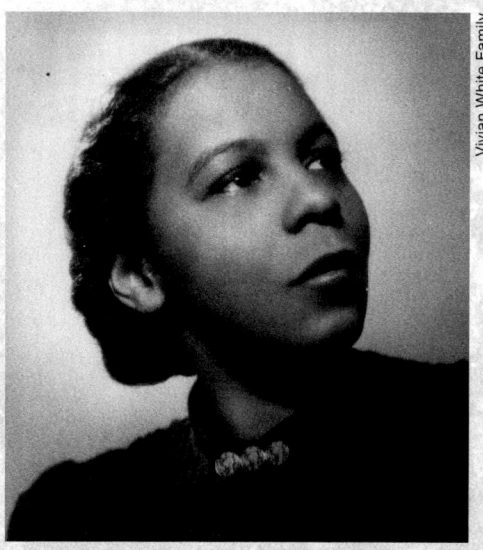

FIGURE 15 — *Portia White in 1944.*

In 1943, Portia made her national debut at Eaton Hall in Toronto. This successful concert led to more contracts and increasing renown, culminating in her first New York appearance in 1944. The praise of New York critics for her magnificent voice assured her career as a concert contralto. Soon she was being called the "Marion Anderson of Canada." The reference to one of the world's greatest vocalists of that time was, by many accounts, an accurate description of Portia's talent.

Portia continued touring through the 1940s. By the end of the decade, the demanding work as a touring concert singer was taking its toll on her voice. In the 1950s, she worked as a voice teacher. Among her students were many great Canadian stars of stage, screen and television. In 1964, she gave a Command Performance before Queen Elizabeth at the opening of the Confederation Centre in Charlottetown, Prince Edward Island. She retired from public performances in 1967. On 13 February 1968, she passed away from cancer at the age of 57.

In 2000, the Government of Canada declared Portia White a "person of national historic significance" and issued a special commemorative stamp honouring her. Sadly, this amazingly talented singer never made a commercial recording, though some of her concerts were privately recorded. Her family has donated the recordings to the National Archives of Canada, which has made them available for reproduction. At least two CDs featuring some of her songs are available from commercial sources.[33]

Learn More About William White, the Black Battalion, and Portia White

- *The Black Battalion 1916–1920: Canada's Best Kept Military Secret*, by Calvin W. Ruck, Nimbus Publishing Ltd., 1987, ISBN: 0-920852-92-0
- The Portia White Home Page: *http://www.ac.wwu.edu/~jay/pages/pwhite.html*

Platoon or Battalion — There were some major difficulties in putting a unit together. The black population of Canada was not large enough to sustain an infantry unit for an extended period of time in actual combat. Although there might be enough recruits to form a battalion and send it to war, there would not be enough replacements for battlefield casualties.[34] There was easily enough interest to form a platoon or company and attach it to a white battalion, but when the government put the idea to the militia for investigation, not one of the battalions being formed would accept the proposal, despite pressure from headquarters. The Minister of Militia, Colonel Sam Hughes, had already ordered the recruiting of members for a black platoon when this news became public through J. R. B. Whitney's journal. When Whitney heard that no white battalion would accept a black platoon, he was outraged, and he raised his objections to the Minister.[35] The government decided to press on with the formation of a full battalion of black soldiers led by experienced white officers.

The first two men offered the appointment of Lieutenant-Colonel Commanding declined. Daniel H. Sutherland, a Nova Scotian from River John, Pictou County, proudly accepted the honour. Reverend William White became the chaplain of the No. 2 Construction Battalion on 1 February 1917 with the rank of Honorary Captain. With this, he became the first black commissioned officer in the British Empire: like William Hall, he was a pioneer in the military service of black Canadians. White immediately became active in raising recruits for the battalion.[36] He served with the battalion throughout its war service in Canada, England and France and was responsible, more than any other man, for keeping up the morale of the battalion in the darker moments of its war service.

Recognition — On 5 July 1916, the No. 2 Construction Battalion was officially authorized as part of the Canadian Expeditionary Force. It was based in Nova Scotia for recruiting and training. Black soldiers would not only be recruited directly, but could also transfer from other units if they requested.

The battalion was not long in encountering prejudice. The recruits of No. 1 Construction Battalion resented the fact

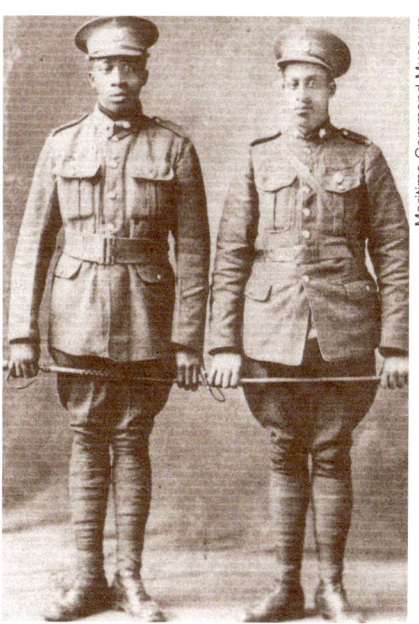

FIGURE 16 — *Private William Paris, left, and Private George Reddick, both of Nova Scotia and members of No. 2 Construction Battalion.*

that a battalion with a role similar to theirs would be all black and complained that this reduced their status. Their Commanding Officer was concerned about the reduced morale of his troops and asked that his unit be renamed. Militia Headquarters had already dealt with enough external and internal pressure on the subject and was not accepting complaints from ordinary soldiers. The response to the Commanding Officer was direct and allowed no mistake about the intended message: he was told, "inspire your men with correct ideas on the subject."[37]

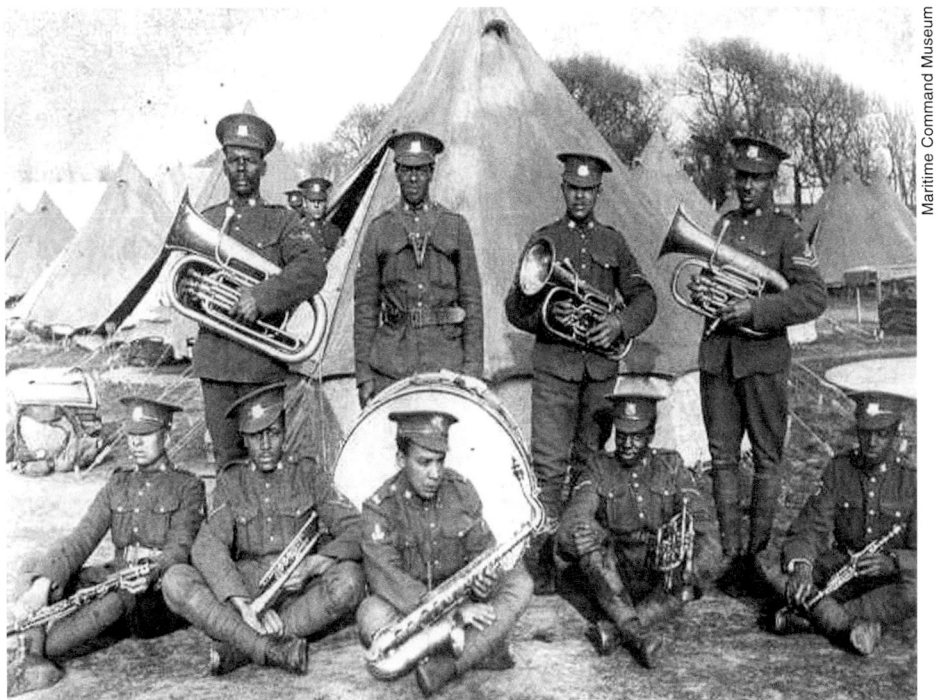

FIGURE 17 — *Band of No. 2 Construction Battalion in Truro, Nova Scotia, 1916.*

Pictou and Truro — The No. 2 Construction Battalion was first headquartered in Pictou, Nova Scotia. The *Pictou Advocate* reported favourably about the presence of the battalion, commending the excellent behaviour of the soldiers. Since Pictou was a small town and did not have enough lodgings to host an entire battalion, one branch of the battalion remained in Windsor, Ontario. Lieutenant-Colonel Sutherland requested a move to Truro where the battalion could be united before shipping out overseas. The move was approved and completed with only a few difficulties. One landlord in the town refused to house the battalion's headquarters, although he had rented his facilities to military units in the past.[38] Racial barriers existed even in places where blacks had pioneered and lived for hundreds of years.

Once the battalion began its relocation to Truro, recruitment intensified with offices opening in Montreal and Toronto. A Captain was assigned to recruit men from the Prairies. While enrolment efforts were supported by black leaders and black communities across the country, and were fairly successful, the final number of men recruited in the time available fell more than 300 short of the authorized battalion strength of 1 038.

Recruiting Difficulties — Some potential recruits were opposed to the segregation of units. They wanted full integration within the militia and would not agree to anything less. Others had been denied enrolment in other battalions, usually on racist grounds, and resented the offer to join an all-black unit as an insult to their pride. There was also a perceived lack of prestige in the classification of the battalion as a construction unit. Young men across Canada were enlisting for war service because of the romantic appeal of fighting for King and Country in a glorious battle with the enemy. This form of appeal was a common feature of recruiting advertisements at the time. The chance of glory was just not there for a construction battalion.

Understanding this difficulty, Lieutenant-Colonel Sutherland asked that his unit be designated as a railroad-construction battalion to alleviate, at least, the fear that his men would only be used as labourers, trench-diggers and builders of temporary fortifications.[39]

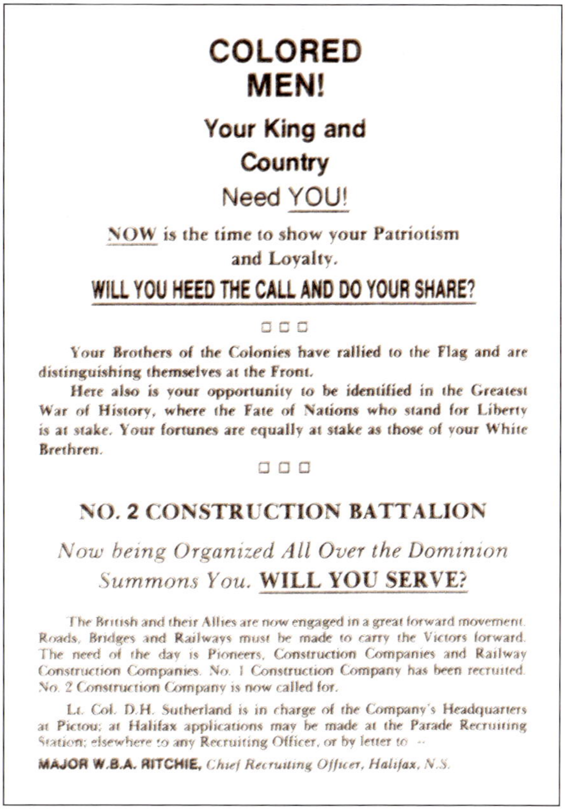

FIGURE 18 — *No. 2 Construction Battalion Recruiting Poster, courtesy Maritime Command Museum.*

Many of his potential recruits had railroad experience and the work had some appeal to them. His request was not approved. The designation would have given the black battalion status in the militia greater than that of the No.1 Construction Battalion.

On to England — In March 1917, the unit received orders to move overseas. It went aboard a steamship that was part of a convoy under navy escort for protection against submarines. Its strength was 19 officers and 605 men.[40] The battalion landed first in England and remained there for less than two months while performing general labour duties. The general sentiment of the troops was that the battalion was not performing military duties. They were eager to get on with their part in the war.

While in Britain, the battalion was subject to British policy concerning battalions composed of "subject races" of the empire. These policies included confinement to camp, denial of leave, and discouragement of association with white people. The Canadian government did not accept these racist policies and an early move to France was necessary to resolve the problem.[41]

The size of the battalion — 700 recruited and only 598 sent to England — did not conform to any of the standard battalion organizations, resulting in some difficulties for its employment in the field. Some consideration was given to breaking it up and reassigning it as platoons attached to other battalions. The decision was to re-designate the battalion as the No. 2 Construction Company with an establishment of 9 officers and 495 other ranks. The reduction in the establishment obliged the Commanding Officer, Daniel Sutherland, to take a demotion in rank to Major to stay with his company.[42]

The Move to France — To avoid the unjust British policies on confinement to camp, the company was posted early to Lajoux, France, in the Jura Mountains near the Swiss border. There they would be subject to the policies of the French Army. The French did not draw the same distinction between its own forces and those of its colonies. The company was well-received and provided with good

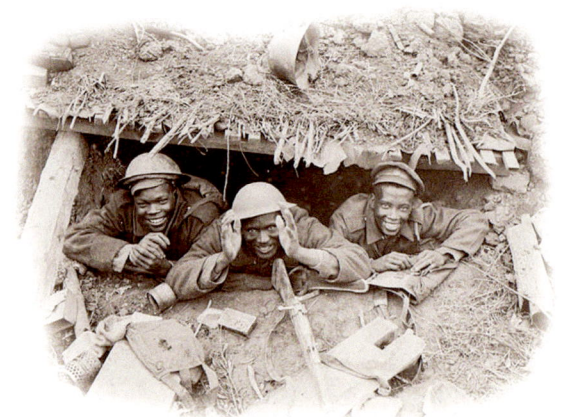

FIGURE 19 — *Three Canadian soldiers in a captured German dugout, during Canadian advance east of Arras, France, 1918.*

lodgings at Lajoux where the buildings to house them had already been constructed. One report stated that a few of the soldiers were trouble-makers upon arrival, but this problem was quickly corrected when those causing problems were ordered to build a log cabin for possible future use as a jail. The company undertook its labour and construction duties, including logging for railroad construction. Occasionally it acted as a holding camp for soldiers in transit.[43]

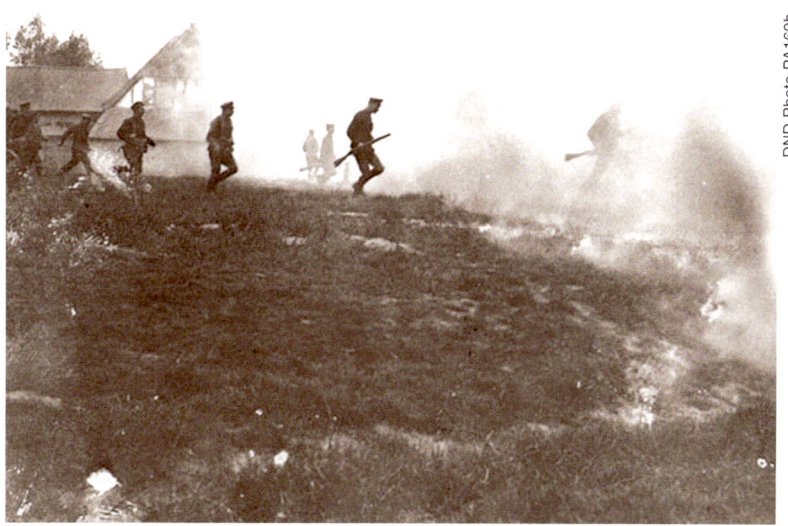

FIGURE 20 — *Into Battle: Canadians at the Front.*

Demobilization — No. 2 Construction Company remained in France as part of the Canadian Forestry Corps, Canadian Expeditionary Force, for the duration of the war. Though most of the men remained with the company, a few were assigned to combat units and fought in the trenches with their compatriots. The armistice came in November 1918 and a few months later the company embarked for the return to Canada.

With other elements of the Canadian Expeditionary Force, the company was disbanded in 1920. It remains forever Canada's "Black Battalion," the only segregated military unit in the post-Confederation history of the country. More important to Canadian history, the battalion, its members and the black leaders who fought for its creation will forever remain the group primarily responsible for breaking down the doors of discrimination in the Canadian Forces. Like William Hall, at Lucknow, they succeeded in breaching the walls and opening the way for eventual victory.

Second World War

Call to Arms

A mere 20 years after the allies of the First World War had gone home and disbanded their expeditionary forces, Germany and its allies were again threatening world peace. On 1 September 1939, under the dictatorship of Adolf Hitler and the Nazi party, German troops invaded Poland. Previously, in March 1938, its soldiers had marched into Austria to support that country's National Socialist Party in bringing about Austria's annexation to Germany. In October 1938, Germany annexed the Sudetenland, an ethnic-German region of Czechoslovakia that had been part of Germany at various times in its history, the previous time ending in 1866. Though Czechoslovakia opposed the move, it could do nothing without military support. France and Britain, though, had already bowed to Hitler's demands and would not go to war to prevent the annexation.

This demonstration of weakness on the part of the great powers of Europe, and the support of Germany's ally, Italy, emboldened Hitler's territorial ambitions. On 1 September 1939, he embarked on his plan to expand the control of the German Third Reich to all of Europe. Britain, waking up to the failure of its attempt to appease the Nazis in the Sudetenland affair, declared war against Germany on 3 September. Canada did the same one week later, on 10 September. Both countries immediately started the difficult and costly process of mobilizing their people, forces and industry for a major war.

By the end of September, Canada was preparing to send the First Canadian Division to Britain. At the declaration of war, Canada had only 4 000 men in the Permanent Active Militia and 46 000 in the Non-Permanent Active Militia (NPAM). NPAM regiments and battalions were called up to form the division. By 1940, after Hitler's forces had invaded much of Western Europe, Canada had formed three more infantry divisions. In 1941, the Fifth Canadian Armoured Division was formed. Another armoured division was created in 1942 by re-designating the Fourth Division and equipping it with tanks. That same year, the five divisions were pulled together in England to form the First Canadian Army under the command of a Canadian officer, Lieutenant-General A. G. L. McNaughton. The Militia itself had been renamed the Canadian Army in 1940.[44]

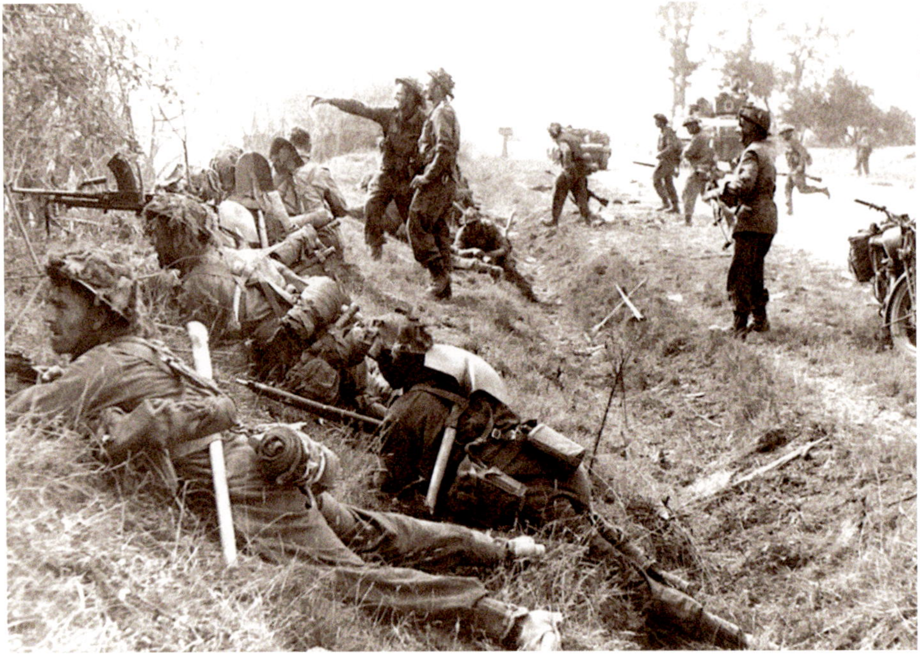

FIGURE 21 — *The Royal Regiment of Canada, 2nd Canadian Infantry Division in Holland. Coming under enemy fire during Battle of the Scheldt, 1944. Robert (Bud) Jones second from bottom, with shovel. Bud Jones described this event: "We thought we were just out on patrol, but we got pinned down in our position — later I found out that we got caught in the neck of the Estuary, and were blocking the retreat of about 22,000 Germans who were taken prisoner."*

The Royal Canadian Navy, created in 1910, had returned to an existence as a tiny force responsible mainly for coastal defence after the First World War. Canada did not have its own air force in that war, though thousands of Canadians had served with Britain's Royal Air Force. Some of them, such as William Avery (Billy) Bishop and Roy Brown, were famous fighter pilots in the war. The Royal Canadian Air Force was created in 1924, but until the Second World War loomed, it remained a service primarily dedicated to mapping Canada from the air. In 1939, both of these services embarked on a period of rapid expansion to meet the German threat. By the end of the war, in 1945, they were among the largest in the world. During the Second World War, approximately 605 000 Canadian men and 25 000 women served as volunteers in the active army. Another 100 000 men were conscripted for the army under the *National Resources Mobilization Act*. More than 250 000 volunteers served in the Royal Canadian Air Force and 106 000 in the Royal Canadian Navy.[45] Incredible as it seems, more than 1 000 000 Canadians out of a population of only 11 500 000 in 1941 (*Statistics Canada, 1941 Census*) served in the armed forces.

On 7 December 1941, Japan attacked the United States naval base at Pearl Harbor, Hawaii, bringing the United States into the war. The next day, Canada declared war on Japan, formally commencing our war in the Pacific. Only days later, on 18 December, the Japanese attacked Hong Kong where Canada had stationed troops with the British garrison. The British commander surrendered on 28 December. By that time, 290 Canadian soldiers had been killed and 493 wounded. Many more were taken prisoner.[46] Although the Pacific theatre of war was never a major scene of Canadian military operations, the country's part in it was costly in lives of young men.

By 1945, in helping to achieve victory, 47 000 Canadian service members gave their lives in all of the theatres of war, and many thousands more suffered grievous and lasting injury. There were fewer losses than in the First World War, when more than 60 000 Canadians out of a much smaller population were killed or died from wounds, but it was a heavy toll for the still young country.[47] Remembrance Day ceremonies on 11 November, each year, show in a poignant and moving way that the nation is still affected by the ravages of war and still mourns the loss of so many.

Black Canadians in the Second World War

Black Canadians found that the institutional discrimination of the militia during the First World War had changed in the Canadian Army of the Second World War. Although racism on the part of individual Canadians had certainly not disappeared, the army as an institution was far more open for enlistment than it had been from 1914 to 1918. Many volunteered to serve in the army and, like white Canadians, were accepted.

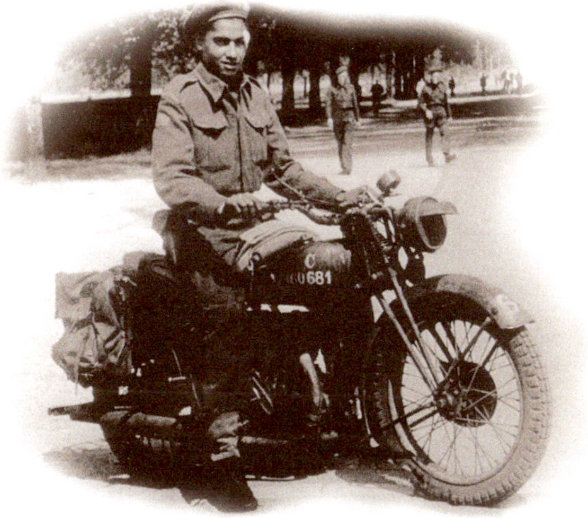

FIGURE 22 — *Dispatch rider, Private Ray M. Francis, West Nova Scotia Regiment, 1942–45.*

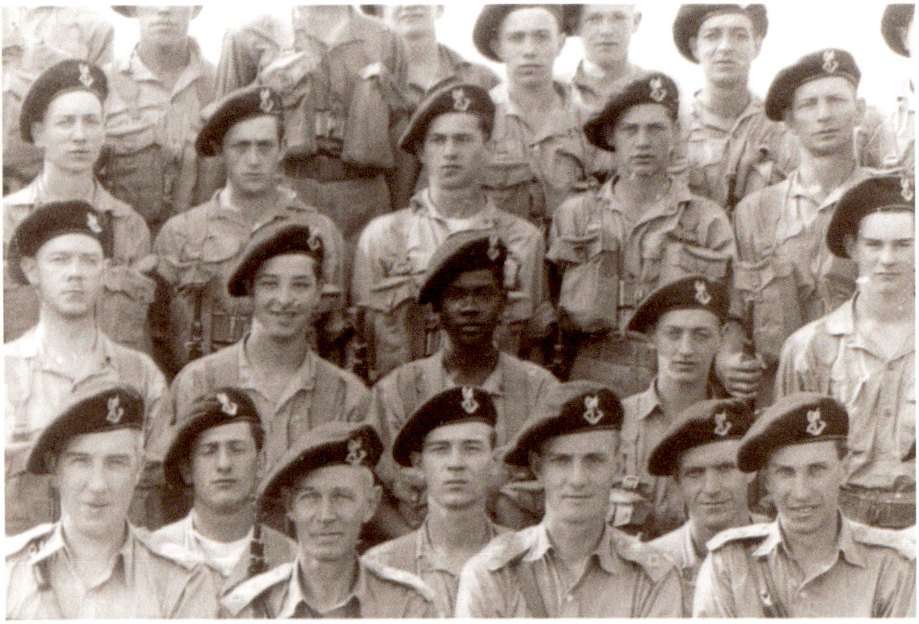

FIGURE 23 —
Trooper Frank Hamilton, Canadian Armoured Corps, in the Second World War (1942), son of John Hamilton, who served in the "Black Battalion" in the First World War.

Royal Canadian Navy — Though blacks did enlist in the Royal Canadian Navy and the Royal Canadian Air Force, those services were not as open as the army to diversity in the ranks and still clung to the old ways.

At the level of official regulations approved by Parliament, there was no prohibition against recruitment of coloured people, of any race, in any of the services.[48] Recruiting offices were informed of the official policy. In practice, however, the situation was different.

In his book about the Black Battalion, Calvin W. Ruck reports one case in which navy recruiters told a group of would-be enrolees to come back

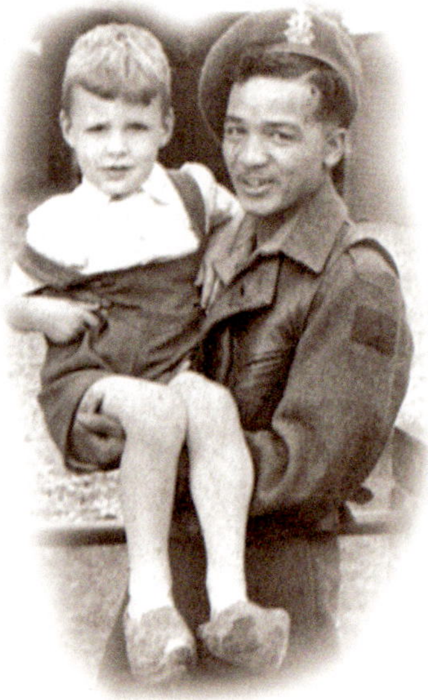

FIGURE 24 — *Canadian soldier Robert (Bud) Jones of 16 Special Employment Company with new Dutch friend, Freddy Fontiene, in Deventer, Holland, 1944. Canadian veterans like Bud Jones are still considered heroes in Holland for liberating the country from the Nazis.*

when there were enough of them to crew a ship entirely by themselves.[49] Such outright racism was not the practice of all recruiting officers, however, and some blacks did serve in the navy.

Royal Canadian Air Force — The Royal Canadian Air Force (RCAF) was prepared to enrol blacks, but with limitations. Orders were put in place to deny blacks enrolment as aircrew and to ensure that they could be accepted as groundcrew only after rigorous screening at the national headquarters level. Local recruiting offices were not permitted to make the decisions on their own authority as they were for any other applicant. This internal policy was officially sanctioned at the highest levels of the RCAF.[50]

The leaders of the RCAF, likely reasonable men in other respects, held the incredible belief that blacks were unsuitable for aircrew training. Blacks were thought suitable for groundcrew employment, but only if, on an individual basis, they were comfortable with and adaptable to life in an all-white environment. The racist practices of the RCAF continued even after the war, well into the 1950s, although a government policy prohibited it.[51]

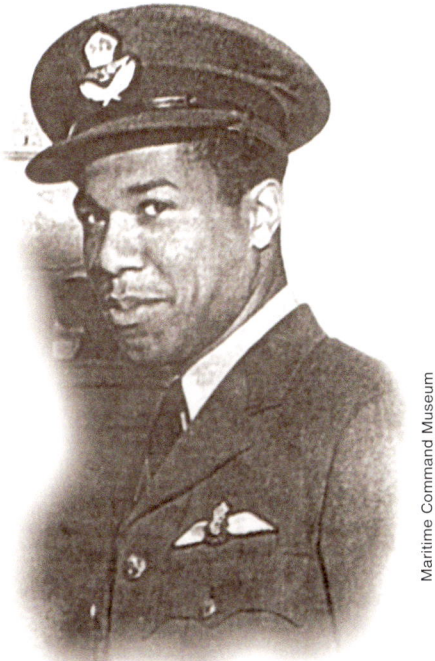

FIGURE 25 — *Flying Officer Alan Bundy, possibly the only Canadian black to serve as an RCAF aircrew officer in the Second World War.*

Despite the colour bar, which the RCAF did not publicly acknowledge, a number of blacks did serve in the Air Force, including at least one as aircrew.

That man was Flying Officer Alan Bundy, a university student at the time of his enrolment in 1943. He flew 42 operational missions in Europe and was discharged from the RCAF in 1946.[52]

The Canadian Army — The Canadian Army was the first of Canada's armed forces to begin a complete break from its racist recruiting practices of the past. As Calvin Ruck states in "The Black Battalion," "By 1941, as the war intensified, Black volunteers were being accepted into the Army in substantial numbers. By the end of the war in 1945, several thousands were serving in various branches of the Army. In short, there was some progress in World War II: no segregated Black battalion was authorized; Black servicemen were integrated into military units. Segregation was out, integration was in. As well, several Blacks received commendations for bravery and conduct."[53]

National Archives of Canada

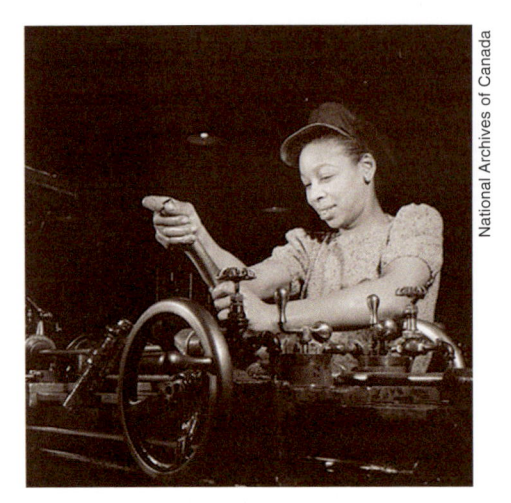

FIGURE26 — *Men were not alone in the war effort. Cecilia Butler operated a "reamer" in a small arms factory in 1943.*

Post-War Period

DEMOBILIZATION, REARMAMENT AND INTERNATIONAL COMMITMENT

In 1946, after six years of war and looking for a lasting peace, Canada demobilized the one million Canadians who had served in uniform. The armed forces were severely reduced in strength, though they remained larger than they had been in 1938. The army, for example was reduced from over 700 000 to just 25 000. Many of those who elected to continue military careers had to accept rank reduction to remain in the much smaller forces.

It soon became apparent that the new world order created after the Second World War was not to be peaceful. Canada, with the United States, Britain and its wartime allies now faced the potential threat of war, possibly thermonuclear war with the Soviet Union. The expansionist USSR had moved quickly after the defeat of Germany to bring about the installation of communist governments in the countries of Eastern Europe. In the Far East, the Chinese communist forces under Mao Tse-tung were at war with the Nationalist government led by Chiang Kai-shek. Korea was partitioned between communist and anti-communist camps. Communist forces were threatening to topple French colonial governments in Indochina.

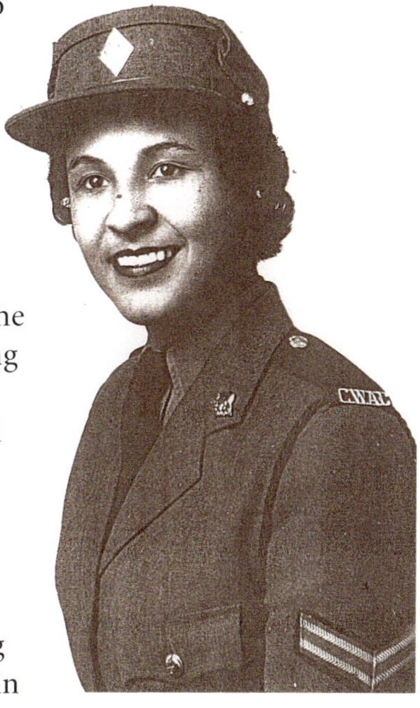

In Europe, in 1948, a new war seemed a strong possibility when the Soviet occupation forces in East Germany cut off road and rail access to the city of Berlin, which was then under the joint administration of the United Kingdom, the United States, France and the USSR.

FIGURE 27 — *Corporal Marlene Clyke, Canadian Women's Army Corps. She was one of the first black women to serve in the Canadian Armed Forces.*

This was the infamous Berlin Blockade. It was eventually relieved by continual night and day parachuting of supplies to the besieged population. The "peace" after the Second World War was not a reality in much of the world.

In the West, collective security was seen as the appropriate response to potential Soviet aggression. In 1949, Canada, the United States, the United Kingdom and eight nations in Western Europe signed the North Atlantic Treaty, establishing NATO and its political and military structures to provide a common defence against a threatening Soviet regime. Canada developed a new strategic plan and began once again to build up the Canadian armed forces.

KOREAN WAR

Canada's strategic military and political alliances, and the United Nations organization, created in 1945, soon proved their value to international security. In the summer of 1950, war broke out on the Korean Peninsula when North Korea invaded its neighbour south of the 38th parallel, South Korea.[54] The USSR, which had set up the North Korean government during its post-war occupation of the northern half of the peninsula, provided political and armament support. When the United Nations Security Council called for a military response to the aggression, Canada responded without hesitation.

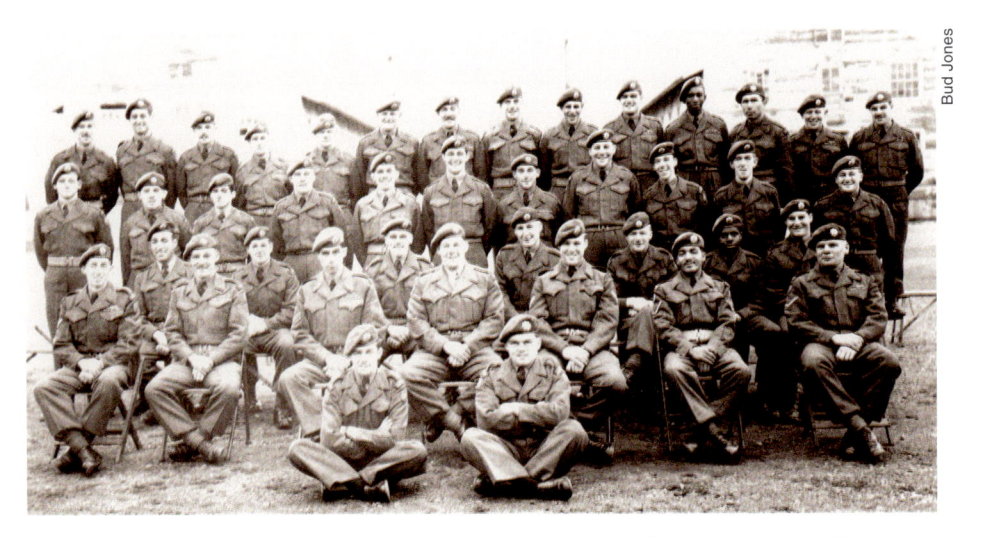

FIGURE 28 — *A platoon of the Royal Canadian Regiment at Fort Lewis, Washington, United States, just before departure for Korea in February 1951. Three black Canadians served in the platoon: Lance Corporal Robert (Bud) Jones, 2nd from the right, first row; Private B. D. Fletcher, second row, second from the right; and Private J. D. Johnson, fourth from the right, top row. Johnson won the Military Medal in Korea. Bud Jones served in both the Second World War and the Korean War.*

Initially, three warships were dispatched in July 1950 to join the United Nations force defending South Korea. The three ships were the start of a three-year commitment of naval forces that ultimately saw eight Canadian destroyers serve in the conflict. A month later, the RCAF deployed a transport squadron, while the army, for its part, began to enlist a volunteer brigade group of infantry, artillery, armour, engineers and support troops.

The North Koreans at first achieved great success in their invasion pushing South Korean and UN forces to the Pusan region in the southern end of the Korean Peninsula. By September, though, they experienced a major reversal of fortune when the US 10th Corps, under UN command, landed at Inchon, near Seoul. The US forces quickly overwhelmed the North Koreans. Then, joined by the Eighth US Army after it broke out of Pusan, the UN forces pushed the North Koreans back across the 38th parallel into North Korea. Within weeks they were advancing toward the Chinese border at the Yalu River. Their rapid advance and the threat of the loss of communist control of North Korea brought the People's Republic of China into the war. At the end of October, Chinese forces crossed the border and commenced operations against the UN forces. On 26 November, they launched a massive attack against the UN forces and succeeded in forcing them south of the 38th parallel once again.

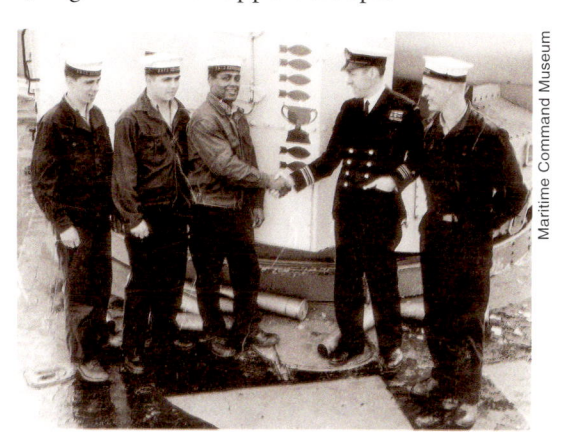

FIGURE 29 — *Leading Seaman Raymond Lawrence, and Royal Canadian Navy shipmates, at an early stage in his career. He served from 1953 to 1986. He went on to become the first black Canadian to be appointed to the rank of Chief Petty Officer, 1st Class and the first to be appointed Coxswain of a ship.*

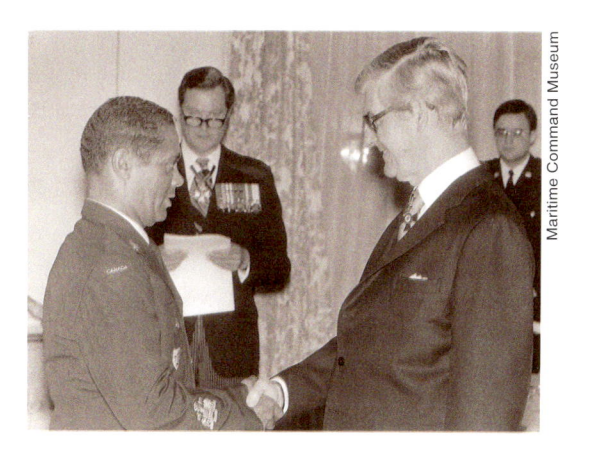

FIGURE 30 — *Chief Petty Officer, 1st Class Raymond Lawrence was also the first black Canadian in the navy to be appointed to the Order of Military Merit. He is seen here at his appointment ceremony receiving the award from the late Governor General of Canada, the Right Honourable Jules Léger.*

The Canadian Army first deployed the 2nd Battalion Princess Patricia's Canadian Light Infantry as an advance element of the Brigade Group in the fall of 1950. By late December, the battalion was involved in limited operations. By spring, the unit was in the thick of the war. The Canadian battalion and an Australian unit, the 3rd Battalion Royal Australian Regiment, together prevented a breakthrough of a vastly superior force of Chinese troops at Kapyong in the early spring of 1951. The two units won the US Presidential Unit Citation for their gallantry, determination and esprit de corps in action against the enemy. The members of 2 PPCLI still proudly wear the insignia of the presidential citation on their uniform. The battalion is the only Canadian unit to have earned this distinction.

In May 1951, Canada threw its full Brigade Group, by then named the 25th Canadian Infantry Brigade Group, into the war. It participated in operations, first with US forces and then with the Commonwealth Division until the end of hostilities in the summer of 1953.

The hot phase of the Korean War lasted for three years, coming to a close when the opposing forces were brought to a standstill and they were resigned to negotiating a truce. A cold war has prevailed ever since. Only the use of nuclear weapons, which the American President, Harry Truman, was unwilling to sanction, would have made a significant difference in the battlefield situation. By the time the truce was signed, in July 1953, more than 26 000 Canadians had served in the war. Of these, 516 died in battle or died later of their wounds and 1 234 were injured.[55]

NATO AND THE UNITED NATIONS

The Soviet involvement in backing North Korean aggression suggested the possibility for similar events taking place in Europe. NATO, including Canada, responded to the threat by arming heavily. Canada based a brigade group and an air division in Europe and assigned naval forces to NATO's Atlantic Command. The three Canadian armed forces expanded to more than 100 000. The United States was already a nuclear power and it was soon joined in that exclusive club by the USSR and the

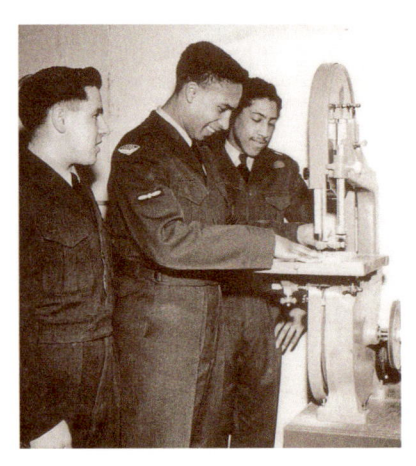

FIGURE 31 — *Aircraftman George Borden of the RCAF, at rear; with instructor, centre; and fellow airman in training. George served from 1953 to 1985 and was commissioned as an officer in the Physical Education and Recreation Branch.*

United Kingdom — and later by France. Despite occasional threats to world peace, such as the Soviet Union's forcible suppression of an anti-communist revolution in Hungary in 1956 and the Soviet Union's attempt to place nuclear-armed missiles in Cuba in 1962, the potential for worldwide destruction that would result from a nuclear war was sufficient to restore an uneasy calm in Europe.

While participating with other NATO nations in the security of the northern hemisphere, the Canadian Forces has also participated, since the 1950s, in almost every United Nations peacekeeping and peacemaking operation, worldwide, and also in some other multinational operations outside the jurisdiction of the UN. They continue to do so today. Since 1947, the Canadian Forces have taken part in more than 70 international military operations.[57] Some of these were very large operations such as the Korean War and the UN intervention in the Suez Crisis of 1956. Others were of extremely long duration such as the 29-year participation in the United Nations Force in Cyprus, 1964–93, and a number of Middle East operations, some of them still active, beginning in 1954. It was the UN's intervention in the Suez Crisis, based on a diplomatic solution proposed by Canada's Secretary of State for External Affairs, Lester B. Pearson (who later become Prime Minister), that established Canada's tradition of supporting world security through participation in United Nations peacekeeping operations. Pearson proposed that a United Nations Emergency Force (UNEF) intervene in the crisis that had been sparked by Egypt's nationalization of the British-controlled Suez Canal. Britain, France and Israel had invaded

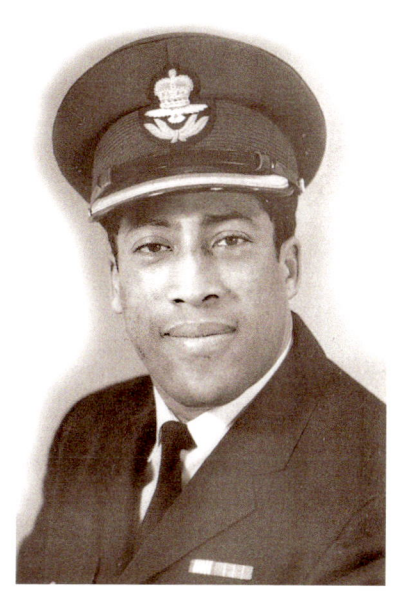

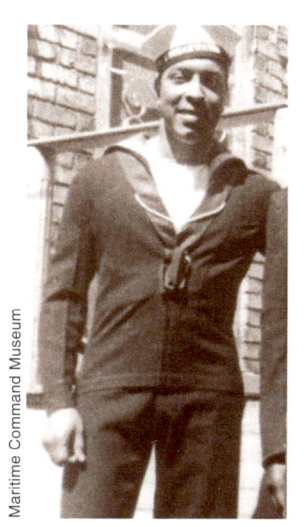

FIGURE 32 — *Captain George Borden, CD. In 1982, he served on the planning committee for a reunion of the surviving veterans of No. 2 Construction Battalion held in Halifax that year.[56] George's brothers also served in the RCAF: Wilfred, from 1951 to 1976, and Curtiss, from 1953 to 1976.*

FIGURE 33 — *Able Seaman Beverly Johnson, RCN Naval Air Branch, at HMCS Shearwater in the 1950s. His great-grandfather came to Canada in the 19th century by the "underground railway."*

Egypt to regain freedom of access to the canal — a strategic and economic lifeline to the Persian Gulf and the Far East. Canada initially contributed communications and support troops to UNEF, but the entire UN contingent was under the command of a Canadian general, E. L. M. Burns. UNEF succeeded in separating the invading troops and the Egyptian forces and maintained a truce until a final diplomatic solution was achieved.

UNIFICATION AND BEYOND

By the early 1960s, the East-West Cold War had entered a long-term standoff and each side was armed with enough nuclear weapons to assure the destruction of the other in a war. The nuclear balance of power provided Canada the opportunity to undertake a new strategic review of its forces. In 1964, the government directed the navy, army and air force to integrate their national command structures to achieve greater efficiency in operational control and management. A single Chief of the Defence Staff replaced the former Chiefs of Staff of the three services. In 1968, the three services themselves were unified into a single service — the Canadian Armed Forces. Operational commands were integrated where possible and military occupations that were practised in common by the former three services, primarily support occupations, were integrated. Sailors, soldiers and airmen were introduced to a common dark green dress uniform. Common rank titles were also introduced.

Traditions and symbols are important to servicemen and servicewomen everywhere in the world. Canadians, no less than others, take pride in the heritage embodied in their rank titles and uniforms — and many service members found the transition difficult. A few years later, naval ranks, common to many of the world's navies, were restored for sailors and naval officers. In 1985, when the green uniform was

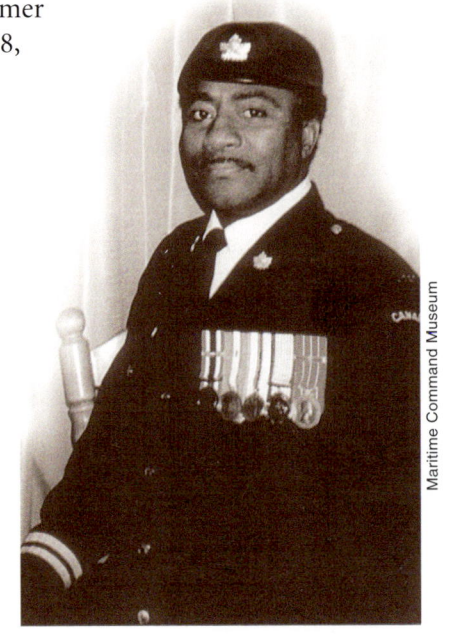

FIGURE 34 — *Captain Mark Johnson, CD, served in the Canadian Army and Canadian Forces from 1963 to 1987 and the Militia from 1987 to 1989. In 1995, he became an officer of the Royal Canadian Army Cadet Corps to pass on citizenship and leadership skills, learned in his long career, to Canada's youth.*

due for a quality review and stocks were low, the former three colours and styles were reintroduced for sailors, soldiers and airmen. This reintroduction increased recognition of the unique character of many occupations and the importance these traditional marks of distinction have for service personnel.

Maritime Command Museum

FIGURE 35 — *Major Rohan Maxwell, Canadian Armed Forces Military Engineer. Originally from Georgetown, Guyana, his military career includes service as SO2 Engineer Operations and Plans, Land Forces Atlantic Area and Aide-de-Camp to the Lieutenant Governor of Nova Scotia.*

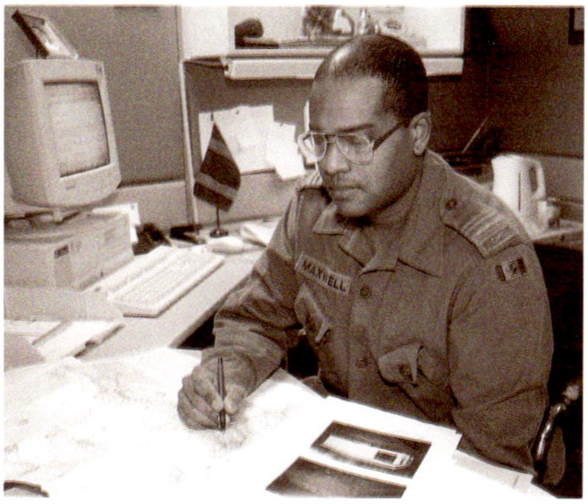

In 1989, the collapse of the Soviet Union reduced the potential for a major war in Europe to the point where Canada was able to plan the closure of its bases in Europe. That was completed in 1993 when our forces were consolidated in Canada. In 1994, a government review of defence policy brought further organizational change to the Canadian Forces. The strength of the Canadian Forces was reduced to meet the anticipated level of commitment, based on the international threat assessment, and the role of the Canadian Forces as a multi-purpose, combat-capable, air, sea and land force was confirmed.

The air, sea and land components of the Canadian Forces today employ men and women in more than 100 military occupations across Canada and on operational missions in many foreign countries.

DND Photo — Jack Szymanski, J5PA Combat Camera

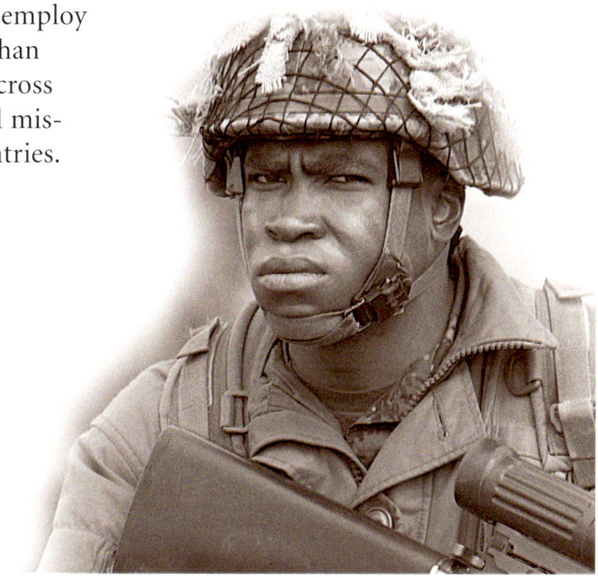

FIGURE 36 — *Corporal Ricardo Taylor of the Parachute Company, 1st Battalion, Royal Canadian Regiment trains at Borden, Ontario, in the removal of non-combatants from hostile areas.*

At any time, more than 2 000 may be deployed on operations outside of Canada. In early 2003, there were 2 400 members of the Canadian Forces deployed on 11 United Nations, NATO and other multinational operations.

A Closing Word

Black Canadians have served in all the major operations of the Canadian Forces since the Second World War, including the Korean War, the Suez Crisis and others. They have served in all components and elements of the forces, including NATO assignments, home defence units, the North American Aerospace Defence Command and international peacekeeping operations. Although systemic racial discrimination continued to be a feature of recruiting in some sectors until the mid-1950s, the Canadian Forces were eventually able to put this sad fact of military history behind them. Many blacks have served with pride and distinction, and continue to do so. The *Charter of Rights and Freedoms* and the *Canadian Employment Equity Act* guarantee equal treatment and equal opportunity in the Canadian Forces, as they do in all federal employment. This is, in part, the achievement of the men and women described in this historical account. They demanded and won the right to stand with their fellow Canadians on the field of honour.

FIGURE 37 — *Chief Warrant Officer Cyril Clayton served as Regimental Sergeant Major of Canadian Forces Base Gagetown, NB, from 1993 to 1996. He was the first black man to be appointed Regimental Sergeant Major of a major Canadian base. He was also appointed to the Order of Military Merit.*

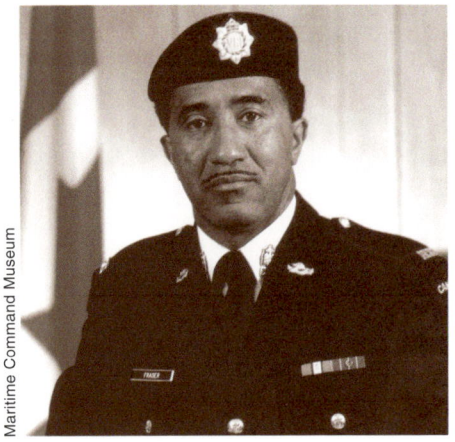

FIGURE 38 — *Chief Warrant Officer James Fraser served as Regimental Sergeant Major of the Canadian Contingent United Nations Middle East. He was the first black Canadian to hold the appointment of Regimental Sergeant Major of Central Area, the Army's command organization responsible for all Army units stationed in Ontario.*

Postscript

On 26 August 2001, Canada's last black veteran of the D-Day invasion of Normandy passed away in Halifax. Gerald Gladstone Parris was 79 years old. The highly decorated soldier volunteered for service in the army, as his father had done in the First World War.

Gerald Gladstone Parris served as a gunner throughout the Second World War. After the war, he returned to the Halifax region where he worked as a civilian employee at Canadian Forces Base Shearwater for 38 years. With fellow black veterans, he also founded the William Hall, VC Branch of the Royal Canadian Legion in Halifax. According to his son, Gerry, in a statement he made to the *Halifax Chronicle Herald*, the elder Mr. Parris believed that "You don't know the true meaning of what it's like to be a patriot until you have to go out and fight for your country and your freedom." Mr. Parris passed on his belief to his children. Three of them have served in the Canadian Forces.[58]

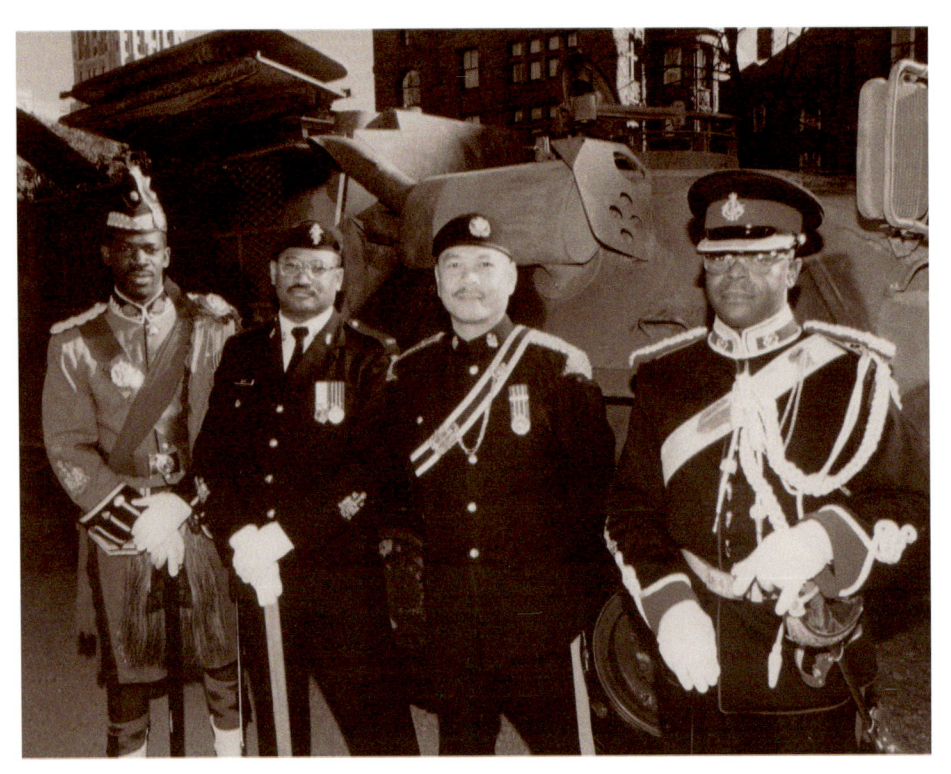

FIGURE 39 — *From L to R: CWO Kevin R. Junor, CD (Toronto Scottish Regiment QEQMO); CWO Wade Sett, CD (25 Service Battalion); CWO Peter Tong, CD (Queen's York Rangers - 1st Americain Regt); and CWO Sean Yearwood, CD (Governor General Horse Guards) standing in front of a BISON armoured personnel carrier.*

Notes

1. Gerald T. Altoff, "African-American History at war of 1812 Sites," *CRM Online* (Cultural Resource Management online magazine) 20, 2 (1997), http://crm.cr.nps.gov/index.htm.

2. Headley Tulloch, *Black Canadians: A Long Line of Fighters* (Toronto: NC Press, 1975), p. 91.

3. Tulloch, p. 107–8.

4. John Winton, *The Victoria Cross at Sea* (London: Michael Joseph Ltd., 1978), p. 11.

5. "The Victoria Cross," *Imperial War Museum*, http://www.iwm.org.uk/.

6. Mike Chapman, "Victoria Cross Reference," http://www.chapter-one.com/vc/award.asp?vc=340 (accessed 20 January 2003).

7. D. V. Warner, "A Canadian Negro VC," *The Canadian Magazine* XVII, 2 (June 1901).

8. This was a predecessor of the Royal Navy's famous *HMS Rodney* of the Second World War fame which took part in the sinking of the German battleship *Bismarck* in 1941. http://www.nationmaster.com/encyclopedia/HMS-Rodney.

9. Winton, p. 63.

10. Ibid.

11. Ibid, p. 65.

12. Colonel C. P. Stacey, ed., *Introduction to the Study of Military History for Canadian Students* (Department of National Defence), pp. 21-28. A copy of this excellent publication on Canada's military history may be downloaded at no cost from http://www.forces.gc.ca/hr/dhh/downloads/Official_Histories/Intro_MilHist_e.PDF.

13. Ibid.
14. Ibid, p. 31.
15. Ibid.
16. Ibid, p. 35–40.
17. John G. Armstrong, "The Unwelcome Sacrifice: A Black Unit in the Canadian Expeditionary Force, 1917–19," *Ethnic Armies: Polyethnic Armed Forces from the Time of the Habsburgs to the Age of the Superpowers*, ed. N. F. Dreisziger (Waterloo: Wilfred Laurier University Press, 1990), p. 178.
18. Statistics Canada, 1911 and 1921 census reports (Statistics Canada), http://www.statcan.ca
19. Armstrong, p. 178.
20. Ibid, p. 179.
21. Ibid, p. 180.
22. Ibid, p. 179.
23. Ibid, p. 179–182.
24. Calvin W. Ruck, *The Black Battalion 1916–1920, Canada's Best Kept Military Secret* (Halifax: Nimbus Publishing Limited, 1987), p. 22–26.
25. *Truro Daily News*, 17 August 1917.
26. Armstrong, p. 180.
27. Ibid, p. 180.
28. Ibid, p. 181.
29. Ibid, p. 182.
30. Ibid, p. 180.
31. Ruck, p. 68–69.
32. Ruck, p.

33 "Portia White" http://www.ac.wwu.edu/~jay/pages/pwhite.html.

34 Armstrong, p. 181.

35 Ibid, p. 181–2.

36 Ruck, p. 43–4.

37 Armstrong, p. 182.

38 Ibid, p. 184.

39 Ibid, p. 186.

40 Ruck, p. 20.

41 Armstrong, p. 187.

42 Ibid, p. 188.

43 Ibid, p. 189.

44 Stacey, p. 55-58.

45 Ibid, pp. 61–2.

46 "Canada's Digital Collections," (Government of Canada) http://collections.ic.gc.ca/

47 *Canada at War: Participation and Casualties* (Veterans Affairs Canada), http://www.vac-acc.gc.ca/

48 National Archives of Canada, RG 24, Acc. 83-84/049, Vol 1624, File 304-113. Letter 6496 dated 1 May 1940, Group Captain A.T. Cowley for Chief of the Air Staff to Commanding Officer, RCAF Recruiting Centre Vancouver, B.C.

49 Ruck, p.72.

50 National Archives of Canada, RG 24, Acc. 83.24/049Vol 1624, File 304-113. Letter 45-12-1 (D. of M. 3) dated 12 December 1941, S. L. de Carteret, Deputy Minister (Air Service) to the Under-Secretary of State for External Affairs.

51 National Archives of Canada, RG 24, Acc. 83.24/049, Vol 1624, File 304-117. Letter 304-101 (DPM) dated 18 July 1956, Squadron Leader M.G. Bryan, for Chief of the Air Staff, to Commanding Officer RCAF Recruiting Unit Toronto.

52 Ruck, p. 72-73.

53 Ibid, p. 73.

54 (Veterans Affairs Canada) http://www.vac-acc.gc.ca.

55 Stacey, p. 65; (Veterans Affairs Canada) http://www.vac-acc.gc.ca.

56 Ruck, p. 34.

57 (Department of National Defence) http://www.forces.gc.ca.

58 *Halifax Chronicle Herald*, 27 August 2001.

[52] Ruck, *op. cit.*, p. 72 73.

[53] *Ibid.*, p. 73.

[54] Site Web du ministère des Anciens Combattants du Canada, http://www.vac acc.gc.ca.

[55] Stacey, *op. cit.*, p. 65, et site Web du ministère des Anciens Combattants du Canada, http://www.vac acc.gc.ca

[56] Ruck, *op. cit.*, p. 34.

[57] Site Web du ministère de la Défense nationale, http://www.forces.gc.ca.

[58] *Halifax Chronicle Herald*, 27 août 2001.

33 «Portia White», http://www.ac.wwu.edu/~jay/pages/pwhite.html

34 Armstrong, *op. cit.*, p. 181.

35 *Ibid.*, p. 181 182.

36 Ruck, *op. cit.*, p. 43 44.

37 Armstrong, *op. cit.*, p. 182.

38 *Ibid.*, p. 184.

39 *Ibid.*, p. 186.

40 Ruck, *op. cit.*, p. 20.

41 Armstrong, *op. cit.*, p. 187.

42 *Ibid.*, p. 188.

43 *Ibid.*, p. 189.

44 Stacy, *op. cit.*, p. 55 58.

45 *Ibid.*, p. 61 62.

46 Collections numérisées du Canada publiées par le gouvernement du Canada à l'adresse suivante http://collections.ic.gc.ca/

47 *Le Canada à la guerre : Participation et pertes*, Ministère des Anciens Combattants du Canada, http://www.vac acc.gc.ca/

48 Archives nationales du Canada, RG 24, n° d'entrée 83 84/049, vol. 1624, dossier 304 113. Lettre 6496 datée du 1er mai 1940, colonel d'aviation A. T. Cowley, pour le chef d'état-major de la Force aérienne au commandant, centre de recrutement de l'ARC à Vancouver (Colombie Britannique).

49 Ruck, *op. cit.*, p.72.

50 Archives nationales du Canada, RG 24, n° d'entrée. 83.24/049, vol. 1624, dossier 304 113. Lettre 45 12 1 (D. de M. 3) datée du 12 décembre 1941, S. L. de Carteret, sous ministre (service aérien) au sous secrétaire d'État pour les Affaires extérieures.

51 Archives nationales du Canada, RG 24, Acc. 83.24/049, vol. 1624, dossier 304 117. Lettre 304 101 (DPM) datée du 18 juillet 1956, commandant d'aviation M. G. Bryan, pour le chef d'état-major de la Force aérienne au commandant de l'unité de recrutement de l'ARC à Toronto.

13 *Ibid.*

14 *Ibid.*, p. 31.

15 *Ibid.*

16 *Ibid,*. p. 35 40.

17 John G. Armstrong, «The Unwelcome Sacrifice: A Black Unit in the Canadian Expeditionary Force, 1917 19», essai publié dans *Ethnic Armies: Polyethnic Armed Forces from the Time of the Habsburgs to the Age of the Superpowers*, N. F. Dreisziger, éd., Wilfred Laurier University Press, Waterloo, 1990, p. 178.

18 Statistique Canada, Recensements de 1911 et 1921. Site Web de Statistique Canada http://www.statcan.ca.

19 Armstrong, *op. cit.*, p. 178.

20 *Ibid.*, p.179.

21 *Ibid.*, p. 180.

22 *Ibid.*, p. 179.

23 *Ibid.*, p. 179 182.

24 Calvin W. Ruck, *The Black Battalion 1916 1920, Canada's Best Kept Military Secret*, Nimbus Publishing Limited, Halifax, 1987, p. 22 26.

25 Extrait d'un article du *Truro Daily News*, 17 août 1917.

26 Armstrong, *op. cit.*, p. 180.

27 *Ibid.*, p. 180.

28 *Ibid.*, p. 181.

29 *Ibid.*, p. 182.

30 *Ibid.*, p. 180.

31 Ruck, *op. cit.*, p. 68 69.

32 Ruck, *op. cit.*, p.

Notes

1. Gerald T. Altoff, «African American History at War of 1812 Sites», *CRM Online* (revue culturelle de gestion des ressources en ligne), vol. 20, n° 2, 1997. http://crm.cr.nps.gov/index.htm
2. Headley Tulloch, *Black Canadians: A Long Line of Fighters*, NC Press, Toronto, 1975, p. 91.
3. *Ibid.*, p. 107 108.
4. John Winton, *The Victoria Cross at Sea*, Michael Joseph Ltd., London, 1978, p. 11.
5. «The Victoria Cross», http://www.iwm.org.uk/collections/exhibits/ex vc.htm. Site Web officiel de l'Imperial War Museum, consulté le 20 janvier 2003.
6. Mike Chapman, «Victoria Cross Reference», http://www.chapter one.com/vc/award.asp?vc=340, consulté le 20 janvier 2003.
7. D. V. Warner, «A Canadian Negro VC», *The Canadian Magazine*, Vol. XVII, n° 2, juin 1901.
8. C'était un prédécesseur du célèbre *HMS Rodney* de la Seconde Guerre mondiale de la Marine royale, qui a participé à faire couler le navire de guerre allemand, le *Bismarck*, en 1941.
9. Winton, *op. cit.*, p. 63.
10. *Ibid.*
11. *Ibid.*, p. 65.
12. Colonel C.P. Stacey, éd., *Introduction to the Study of Military History for Canadian Students*, Ministère de la Défense nationale, p. 21 à 28. Il est possible de télécharger sans frais un exemplaire de cette excellente publication sur l'histoire militaire du Canada, à l'adresse suivante : http://www.forces.gc.ca/hr/dhh/downloads/Official_Histories/Intro_MilHist_f.PDF.

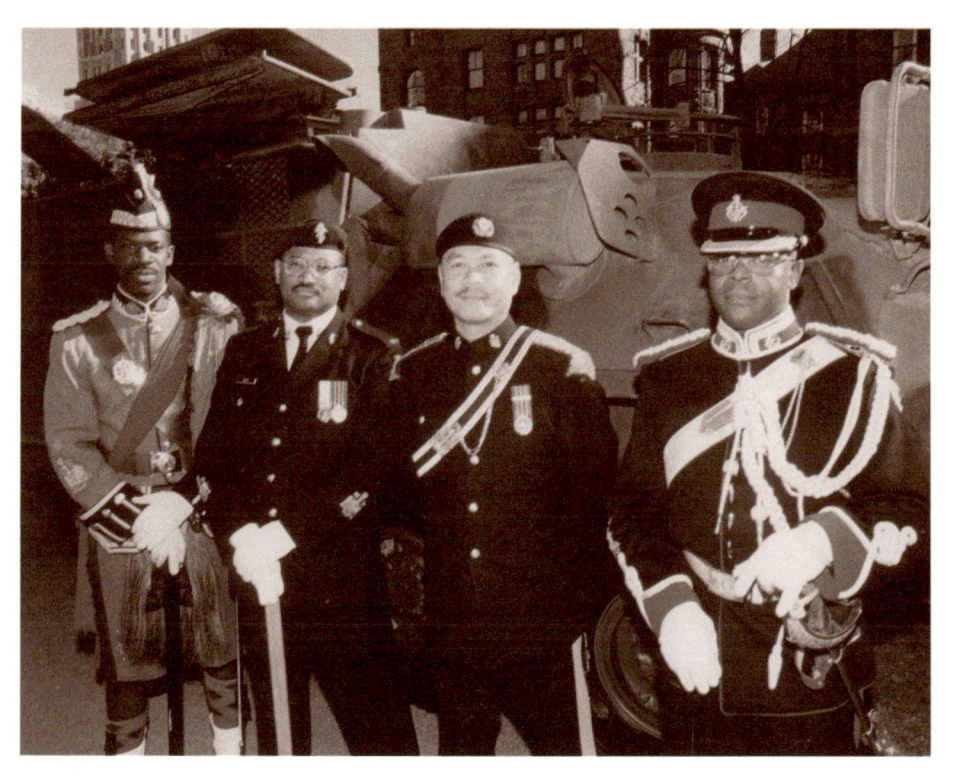

ILLUSTRATION 39 — *De la G vers la D: Adjuc Kevin R. Junor, CD (Toronto Scottish Regiment QEQMO); Adjuc Wade Sett, CD (25 Service Battalion); Adjuc Peter Tong, CD (Queen's York Rangers - 1st Americain Regt); et Adjuc Sean Yearwood, CD (Governor General Horse Guards)devant un transporteur de troupes blindé BISON.*

Postface

Le 26 août 2001, le dernier ancien combattant canadien noir ayant participé au débarquement du jour J en Normandie s'est éteint à Halifax. Gerald Gladstone Parris avait 79 ans. Ce soldat hautement décoré s'était enrôlé dans l'armée, comme l'avait fait son père lors de la Première Guerre mondiale.

Il fut canonnier tout au long de la Seconde Guerre mondiale. Après la guerre, M. Parris retourna dans la région de Halifax où il travailla comme employé civil de la base des Forces armées de Shearwater, pendant 38 ans. Avec ses compatriotes anciens combattants noirs, il fonda le William Hall, branche des anciens combattants de la Légion royale canadienne à Halifax. Selon son fils, Gerry, dans une déclaration faite au *Halifax Chronicle Herald*, M. Parris senior affirmait qu'«on ne sait pas ce que c'est réellement que d'être un patriote tant qu'on n'a pas combattu pour son pays et sa liberté». M. Parris a transmis sa conviction à ses enfants. Trois d'entre eux ont été membres des Forces canadiennes[58].

Les composantes marine, terrestre et aérienne des Forces armées canadiennes d'aujourd'hui emploient des hommes et des femmes dans plus de 100 occupations militaires partout au Canada et à des missions opérationnelles dans de nombreux pays. À tout instant, plus de 2000 personnes peuvent être déployées dans le cadre d'opérations hors du Canada. Au début de 2003, 2400 membres des FC ont été déployés pour participer à onze opérations des Nations Unies, de l'OTAN et d'autres opérations multinationales.

Conclusion

Les Noirs canadiens ont participé à toutes les grandes opérations des Forces canadiennes depuis la Seconde Guerre mondiale, y compris à la guerre de Corée, à la crise de Suez et d'autres encore. Ils ont été membres de toutes les composantes et de tous les éléments des forces, y compris des forces affectées à l'OTAN, des unités de défense territoriale, du Commandement de la défense aérospatiale de l'Amérique du Nord et des opérations internationales de maintien de la paix. Bien que la discrimination raciale systémique soit demeurée un trait du recrutement dans certains secteurs jusqu'au milieu des années 50, les Forces canadiennes ont finalement pu laisser derrière elles ce triste fait de l'histoire militaire. De nombreux Noirs ont servi avec fierté et distinction, et continuent de le faire. La *Charte des droits et libertés et la Loi sur l'équité en matière d'emploi* du Canada garantissent un traitement égal et des chances équitables d'emploi dans les Forces canadiennes, comme dans la fonction publique fédérale. Cela, en partie, est l'œuvre d'hommes et de femmes dont il est question dans ce récit. Ils ont exigé et obtenu le droit de combattre aux côtés de leurs concitoyens canadiens sur le champ d'honneur.

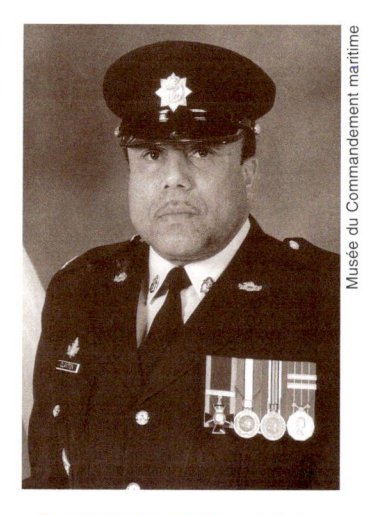

ILLUSTRATION 37 — *L'adjudant-chef Cyril Clayton, sergent-major régimentaire de la base des Forces armées canadiennes de Gagetown, au Nouveau-Brunswick, de 1993 à 1996. Premier Noir à être nommé SMR d'une grande base des FC. Il est également titulaire de l'Ordre du mérite militaire.*

ILLUSTRATION 38 — *L'adjudant-chef James Fraser. Sergent-major régimentaire du Contingent canadien des Nations Unies au Moyen-Orient. Premier Noir canadien à être nommé sergent-major régimentaire du secteur du Centre de l'organisation de commandement de l'armée responsable de toutes les unités armées stationnées en Ontario.*

Les traditions et les symboles sont importants pour les hommes et les femmes militaires du monde entier. Les Canadiens, pas moins que d'autres, tirent orgueil du fier héritage que représentent leurs titres de grade et leurs uniformes, et ils furent nombreux à trouver la transition difficile. Quelques années plus tard, les grades de la marine, communs à ceux de nombreuses autres marines du monde entier, furent rétablis pour les marins et les officiers de la marine. En 1985, quand vint le moment de repenser l'uniforme vert et que les stocks étaient bas, les trois couleurs et styles antérieurs furent rétablis pour les soldats, les marins et les aviateurs, en reconnaissance du caractère unique de nombreuses occupations et de l'importance que revêtent ces marques traditionnelles de distinction pour le personnel.

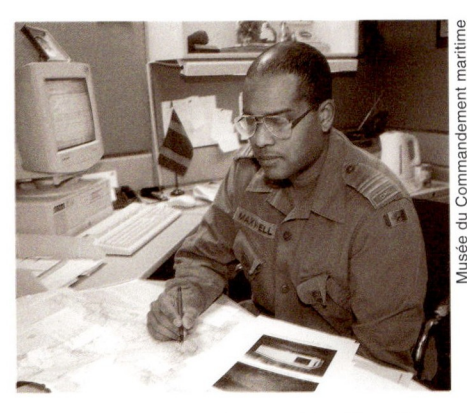

ILLUSTRATION 35 — *Le major Rohan Maxwell, ingénieur militaire des Forces armées canadiennes. Originaire de Georgetown, en Guyane, il a été, au long de sa carrière militaire, ingénieur SO2 des opérations et plans, Secteur de l'Atlantique de la Force terrestre et aide de camp du lieutenant gouverneur de la Nouvelle Écosse.*

La chute de l'Union soviétique en 1989 avait atténué le risque de grande guerre en Europe à tel point que le Canada pouvait planifier la fermeture de ses bases en Europe. Cela fut achevé en 1993, lorsque nos forces furent regroupées au Canada. En 1994, un examen, par le gouvernement, de la politique de défense entraîna d'autres modifications à l'organisation des Forces canadiennes : l'effectif des FC fut réduit pour correspondre au degré d'engagement prévu, d'après l'évaluation internationale de la menace, et son rôle fut confirmé comme étant celui d'une force aérienne, marine et terrestre à usages multiples, apte au combat.

ILLUSTRATION 36 — *Le caporal Ricardo Taylor de la Compagnie de parachutistes, 1er Bataillon, Royal Canadian Regiment est en formation à Borden, en Ontario, à l'évacuation de non combattants dans les zones d'hostilités.*

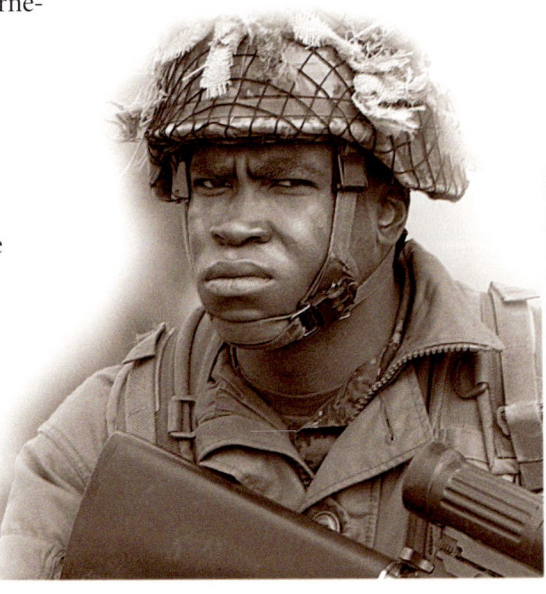

proposa que la Force d'urgence des Nations Unies (FUNU) intervienne dans la crise qui avait été déclenchée par la nationalisation par l'Égypte du canal de Suez, alors sous contrôle britannique. La Grande-Bretagne, la France et l'Israël avaient envahi l'Égypte pour rétablir la liberté d'accès au Canal, une artère stratégique et économique vers le golfe Persique et l'Extrême-Orient. Le Canada, au départ, contribua en déployant des troupes de communications et de soutien à la FUNU, mais tout le contingent des Nations Unies était sous le commandement d'un général canadien, E. L. M. Burns. La FUNU réussit à séparer les troupes envahissantes et les forces égyptiennes et à maintenir une trêve jusqu'à ce qu'une solution diplomatique définitive puisse être trouvée.

L'unification et au-delà

Au début des années 60, la guerre froide entre l'Est et l'Ouest était entrée dans une phase de détachement de sécurité, chaque partie étant dotée d'armes nucléaires en nombre suffisant pour assurer l'annihilation de l'autre s'il y avait une guerre. L'équilibre nucléaire des pouvoirs offrait au Canada l'occasion d'entreprendre un nouvel examen stratégique de ses forces. En 1964, le gouvernement ordonna à la Marine, à l'Armée et à l'Aviation d'intégrer leurs structures nationales de commandement pour réaliser des gains d'efficience dans le contrôle et la gestion des opérations. Un unique chef d'état-major de la Défense remplaça les anciens chefs d'état-major des trois services. En 1968, les trois services eux-mêmes furent réunis en un service unique, les Forces armées canadiennes. Les commandements opérationnels furent intégrés autant que possible et les postes militaires qui étaient communs auparavant aux trois services, surtout des postes de soutien, furent intégrés. Les marins, les soldats et les aviateurs reçurent un uniforme commun de couleur vert foncé. Des titres communs de grades furent aussi créés.

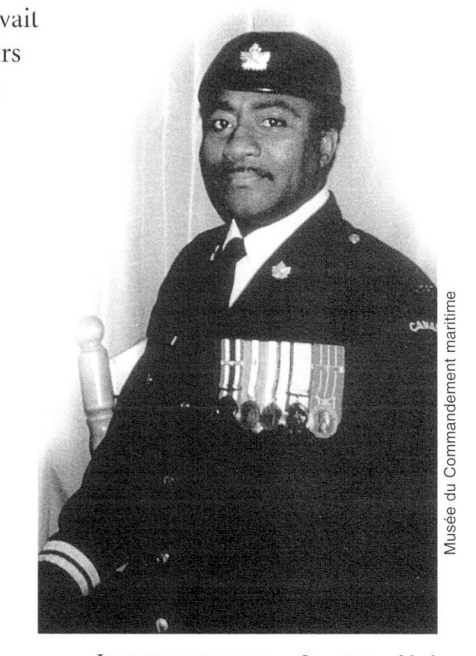

ILLUSTRATION 34 — *Le capitaine Mark Johnson, CD. Membre de l'armée canadienne et des Forces armées canadiennes de 1963 à 1987 et de la Milice de 1987 à 1989. En 1995, il devint officier du Corps de cadets royaux de l'Armée canadienne pour transmettre aux jeunes canadiens les habiletés de citoyenneté et de leadership acquises au cours de sa longue carrière.*

puissance nucléaire, furent bientôt rejoints dans ce club exclusif par l'URSS et le Royaume-Uni puis, plus tard, par la France. En dépit de menaces occasionnelles sur la paix mondiale, comme lors de l'étouffement par l'Union soviétique d'une révolution anti-communiste en Hongrie en 1956 et la tentative, par ce même pays, de poster des missiles nucléaires à Cuba en 1962, le potentiel de destruction à l'échelle mondiale qui découlerait d'une guerre nucléaire suffit à rétablir un calme précaire en Europe.

Tout en contribuant avec d'autres pays membres de l'OTAN à assurer la sécurité de l'hémisphère Nord, les Forces armées canadiennes ont aussi participé, depuis les années 50, à presque toutes les opérations de maintien et de rétablissement de la paix des Nations Unies, dans le monde entier, et aussi à d'autres opérations multinationales ne relevant pas de la compétence des Nations Unies. Elles continuent de le faire encore maintenant. Depuis 1947, les Forces armées canadiennes ont pris part à plus de 70 opérations militaires internationales[57]. Certaines étaient de très grande envergure, comme la guerre de Corée et la crise de Suez de 1956. D'autres ont été de très longue durée, comme la participation, pendant 29 ans, à la force des Nations Unies à Chypre, de 1964 à 1993, et plusieurs autres opérations au Moyen-Orient, dont certaines durent encore, qui ont commencé en 1954. C'est l'intervention des Nations Unies dans la crise de Suez, fondée sur une solution diplomatique que proposait le secrétaire d'État du Canada aux Affaires extérieures, Lester B. Pearson (qui devint plus tard premier ministre), qui fut à la source de la tradition du Canada d'appui de la sécurité mondiale par le truchement de sa participation aux opérations de maintien de la paix des Nations Unies. M. Pearson

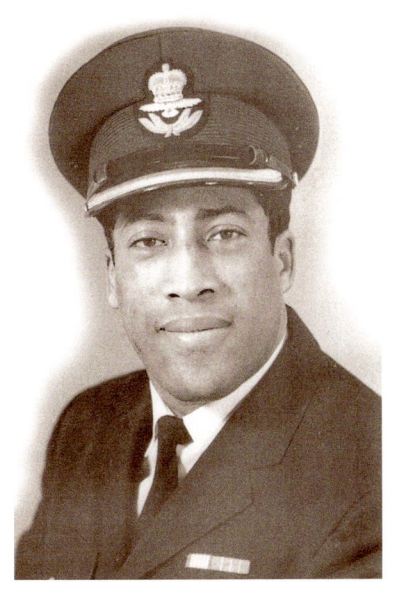

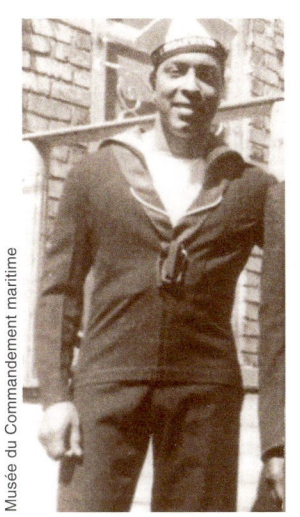

ILLUSTRATION 32 — *Le capitaine George Borden, CD. En 1982, il siégea au comité de planification pour la réunion des anciens combattants survivants du 2e Bataillon de construction qui eut lieu à Halifax la même année*[56]. *Les frères de George furent aussi membres de l'ARC : Wilfred, de 1951 à 1976, et Curtiss, de 1953 à 1976.*

Musée du Commandement maritime

ILLUSTRATION 33 — *Le matelot de 2e classe Beverly Johnson, Branche de l'aviation de la Marine de l'ARC, à NCSM Shearwater dans les années 50. Son arrière grand père était arrivé au Canada au XIXe siècle par le «chemin de fer clandestin».*

L'Armée canadienne déploya d'abord le 2ᵉ Bataillon, le Princess Patricia's Canadian Light Infantry, comme premier élément du groupe-brigade pendant l'automne de l'année 1950. À la fin de décembre, le bataillon ne participait que de façon limitée aux opérations. Au printemps, l'unité était en plein cœur des affrontements. Le bataillon canadien et l'unité australienne, le 3rd Battalion Royal Australian Regiment, empêchèrent de concert une percée des troupes chinoises largement supérieures en nombre à Kapyong au début du printemps de 1951. Les deux unités remportèrent une Citation du Président des États-Unis pour leur bravoure, leur détermination et leur esprit de corps dans l'action contre l'ennemi. Les membres du 2ᵉ Bataillon PPCLI portent encore avec orgueil l'insigne de la Citation du Président sur leur uniforme. Le bataillon est la seule unité canadienne à avoir reçu cette distinction.

En mai 1951, le Canada lança tout son groupe-brigade, désormais nommé le 25ᵉ Groupe-brigade d'infanterie canadienne, dans la guerre. Il participa aux opérations, d'abord aux côtés des forces américaines, puis avec la Division du Commonwealth jusqu'à la fin des hostilités à l'été 1953.

La pire époque de la guerre de Corée dura trois ans, et prit fin lorsque les forces opposées parvinrent à une impasse et se résignèrent à négocier une trêve. Une «guerre froide» se poursuit depuis lors. Seul le recours aux armes nucléaires, que le Président américain, Harry Truman, était peu disposé à sanctionner, aurait fait une différence importante dans la situation du champ de bataille. Au moment de la signature de la trêve, en juillet 1953, plus de 26 000 Canadiens avaient participé à la guerre. De ce nombre, 516 avaient été tués ou ont succombé plus tard à leurs blessures, et 1 234 ont été blessés[55].

L'OTAN et les Nations Unies

L'engagement soviétique pour appuyer l'agression nord-coréenne laissait entrevoir la possibilité d'événements similaires en Europe. L'OTAN, y compris le Canada, réagit à la menace en s'armant lourdement. Le Canada établit un groupe-brigade et une division aérienne en Europe et déploya des forces navales au Commandement de l'Atlantique de l'OTAN. L'effectif des trois forces armées du Canada fut élargi à plus de 100 000 membres. Les États-Unis, déjà une

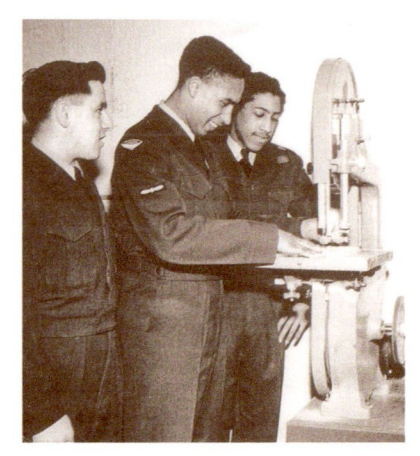

ILLUSTRATION 31 — *L'aviateur George Borden de l'ARC, à l'arrière, avec l'instructeur, au centre, et son camarade en entraînement. George fut en service de 1953 à 1985 et fut commissionné officier de la Branche des services d'éducation physique et des loisirs.*

Au départ, trois navires de guerre furent envoyés en juillet 1950 se joindre aux forces des Nations Unies qui défendaient la Corée du Sud. Ces trois navires furent la participation initiale d'un engagement de trois ans de la force navale qui, au bout du compte, offrit la contribution de huit destroyers canadiens dans le conflit. Un mois plus tard, l'ARC déploya un escadron de transport, tandis que l'Armée, de son côté, entreprenait d'enrôler un groupe-brigade d'infanterie, d'artillerie, de blindés, d'ingénieurs et de troupes de soutien composé de volontaires.

Les Nord-Coréens remportèrent d'abord un succès retentissant dans leur invasion, poussant les forces sud-coréennes et des Nations Unies vers la région de Pusan dans la partie sud de la péninsule de Corée. En septembre, cependant, ils subirent un important revers de fortune lorsque l'US 10th Corps, sous le commandement des Nations Unies, atterrit à Inchon, près de Séoul. Les forces américaines écrasèrent rapidement les Nord-Coréens. Ensuite, rejointes par l'Eighth US Army après qu'elle fut sortie de Pusan, les forces des Nations Unies repoussèrent les Nord-Coréens de l'autre côté du 38e parallèle en Corée du Nord. En quelques semaines, elles avancèrent vers la frontière de la Chine et le fleuve Yalu. Leur avance rapide et la menace de la perte de la mainmise communiste sur la Corée du Nord incitèrent la République populaire de Chine à s'engager dans la guerre. À la fin d'octobre, l'armée chinoise traversa la frontière et lança ses opérations contre les forces des Nations Unies. Le 26 novembre, elle lança une attaque massive contre les forces des Nations Unies et parvint à les faire battre en retraite encore une fois au sud du 38e parallèle.

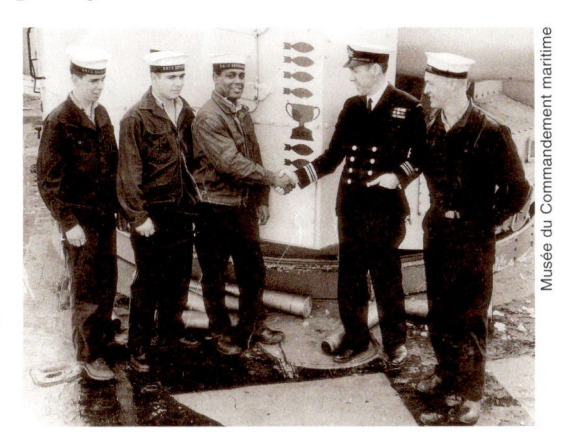

ILLUSTRATION 29 — *Le matelot de 1^{ière} classe Raymond Lawrence et ses camarades de la Marine royale du Canada, au début de sa carrière. Il fut en service de 1953 à 1986. Il fut le premier Noir canadien à recevoir le grade de premier maître de 1re classe et le premier à être désigné capitaine d'armes d'un navire.*

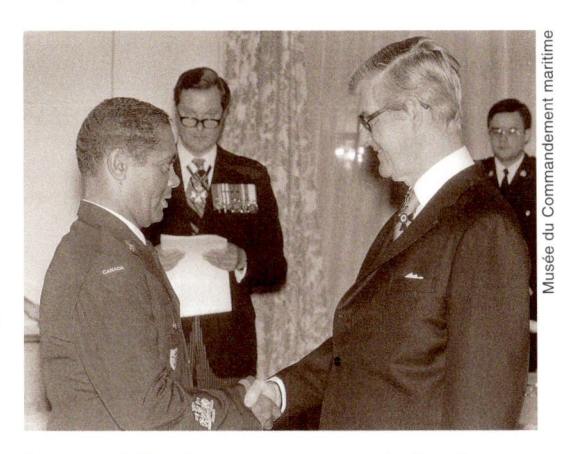

ILLUSTRATION 30 — *Le Premier Maître 1^{ière} Classe Raymond Lawrence a aussi été le premier Noir canadien de la Marine à recevoir l'Ordre du mérite militaire. Il est photographié, ici, lors de la cérémonie de remise de la médaille qu'il reçoit des mains du maintenant défunt gouverneur général du Canada, le très honorable Jules Léger.*

Berlin. Il fut par la suite soulagé par le parachutage incessant, jour et nuit, de provisions à la population assiégée. La «paix» de l'après-guerre n'était pas une réalité dans une grande partie du monde.

Dans l'Ouest, la sécurité collective était perçue comme la réponse adéquate à l'agression potentielle des Soviétiques. En 1949, le Canada, les États-Unis, le Royaume-Uni et huit pays de l'Europe de l'Ouest signèrent le Traité de l'Atlantique Nord, créant l'OTAN et ses structures politique et militaire afin de constituer un moyen de défense collectif contre un régime soviétique menaçant. Le Canada dressa un nouveau plan stratégique et entreprit encore une fois de consolider les Forces armées canadiennes.

La guerre de Corée

Les alliances stratégiques militaires et politiques du Canada, et l'Organisation des Nations Unies, créée en 1945, firent bientôt la démonstration de leur valeur pour la sécurité internationale. À l'été de l'année 1950, la guerre éclata dans la péninsule coréenne lorsque la Corée du Nord envahit ses voisins du sud du 38e parallèle, la Corée du Sud[54]. L'URSS, qui avait établi le gouvernement de la Corée du Nord lors de l'occupation, après la guerre, de la partie nord de la péninsule, fournit un soutien politique et armé. Lorsque le Conseil de sécurité des Nations Unies lança un appel de réaction militaire à l'agression, le Canada y répondit sans hésiter.

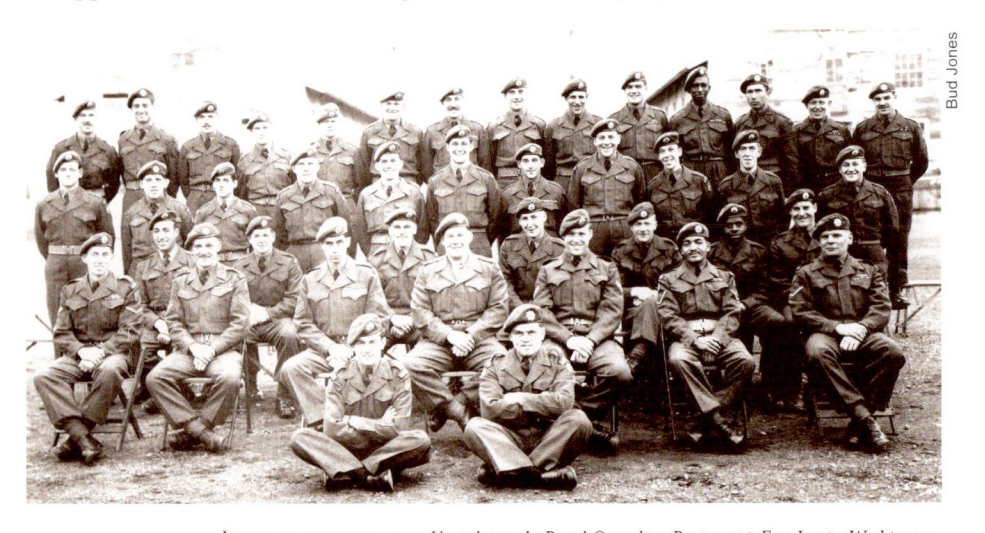

ILLUSTRATION 28 — *Un peloton du Royal Canadian Regiment à Fort Lewis, Washington, États-Unis, juste avant son départ pour la Corée en février 1951. Trois Noirs canadiens faisaient partie du peloton : le caporal suppléant Robert (Bud) Jones, première rangée, deuxième à partir de la droite; le sdt B. D. Fletcher, deuxième rangée, deuxième à partir de la droite et le sdt J. D. Johnson, rangée du haut, quatrième à partir de la droite. Le soldat Johnson reçut la Médaille militaire en Corée. Bud Jones a servi lors de la Seconde Guerre mondiale et lors de celle de Corée.*

L'après-guerre

La démobilisation, le réarmement et l'engagement international

En 1946, après six ans de guerre et rêvant d'une paix durable, le Canada démobilisa un million de Canadiens qui avaient porté l'uniforme. L'effectif des forces armées fut grandement réduit, bien qu'il fut encore supérieur à ce qu'il avait été en 1938. L'Armée, par exemple, passa de plus de 700 000 membres à 25 000 à peine. Bon nombre de ceux qui choisirent de poursuivre une carrière militaire durent accepter une rétrogradation pour rester dans une armée à ce point réduite.

Il apparut rapidement que ce nouvel ordre mondial créé après la Seconde Guerre mondiale n'allait pas être paisible. Le Canada, avec les États-Unis, la Grande-Bretagne et ses alliés de la période de guerre étaient désormais confrontés à la menace potentielle de la guerre, peut-être même une guerre thermonucléaire avec l'Union soviétique. L'URSS expansionniste avait agi rapidement après la défaite de l'Allemagne pour entreprendre l'installation de gouvernements communistes dans les pays de l'Europe de l'Est. En Extrême-Orient, les forces communistes de la Chine, sous la direction de Mao Tsé-tung, étaient en guerre contre le gouvernement nationaliste de Chiang Kaï-shek. La Corée était divisée en camps communiste et anticommuniste. Les forces communistes menaçaient de renverser les gouvernements coloniaux français en Indochine.

En Europe, en 1948, une nouvelle guerre sembla imminente quand les forces de l'occupation soviétique, en Allemagne de l'Est, coupèrent les voies d'accès par la route et les chemins de fer à la ville de Berlin, qui était alors sous l'administration conjointe du Royaume-Uni, des États-Unis, de la France et de l'URSS. Ce fut le fameux blocus de

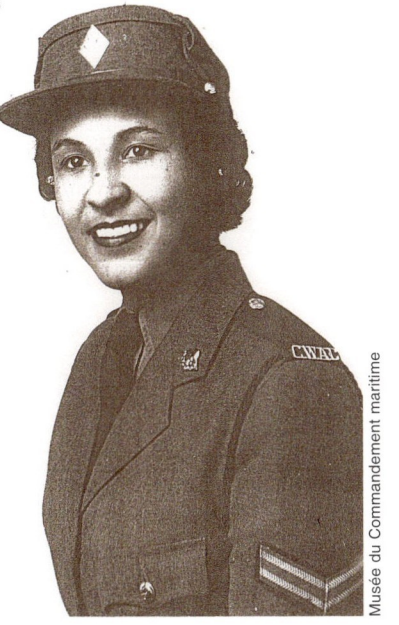

Illustration 27 — *Caporale Marlene Clyke, Service féminin de l'Armée canadienne. Elle fut l'une des premières Noires membre des Forces armées canadiennes.*

En dépit de la barrière raciale, que l'ARC n'a pas reconnue publiquement, plusieurs Noirs furent membres de l'Aviation royale, dont au moins un comme membre d'équipage d'aéronef.

C'était le lieutenant d'aviation Alan Bundy, un étudiant d'université à l'époque de son enrôlement en 1943. Il prit part à 42 missions opérationnelles de vol en Europe. Il fut libéré lors de la démobilisation de l'ARC en 1946[52].

L'Armée canadienne fut la première des forces armées du Canada à décider d'abandonner complètement ses pratiques passées de recrutement raciste.

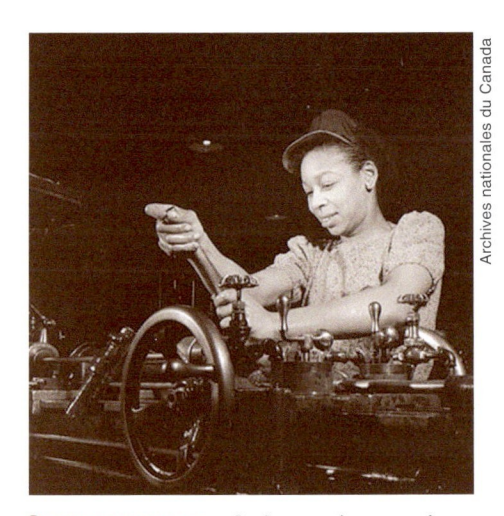

ILLUSTRATION 26 — *Les hommes n'ont pas été les seuls à participer à l'effort de guerre. Cecilia Butler fait fonctionner un aléosoir dans une petite usine d'armement en 1943.*

Comme le dit Calvin Ruck dans son ouvrage The Black Battalion, [Traduction] «*En 1941, alors que s'intensifiait la guerre, les volontaires noirs furent acceptés dans l'armée en grand nombre. À la fin de la guerre, en 1945, plusieurs milliers d'entre eux étaient en service dans diverses unités de l'armée. Bref, il y avait eu du progrès pendant la Seconde Guerre mondiale : aucun bataillon noir ségrégué n'était autorisé; les soldats noirs étaient intégrés aux unités militaires. La ségrégation n'était plus, vive l'intégration. De plus, plusieurs Noirs furent cités pour bravoure et pour leur conduite*»[53].

La Marine royale du Canada – Bien qu'il y ait des Noirs enrôlés dans la Marine royale et l'Aviation royale du Canada, ces services n'étaient pas aussi ouverts que l'armée à la diversité dans leurs rangs et s'accrochaient encore à leur ancienne mentalité.

En ce qui concerne les règlements officiels approuvés par le Parlement, rien n'interdisait le recrutement de gens de couleur, d'aucune race, dans aucun des services[48]. Les bureaux de recrutement furent informés de la politique officielle. Dans la pratique, cependant, la situation était toute autre.

Calvin W. Ruck, dans son ouvrage sur le Bataillon noir, fait état d'un cas, par exemple, où les recruteurs de la marine auraient dit à un groupe de volontaires potentiels de revenir lorsqu'ils seraient assez nombreux pour constituer à eux seul l'équipage d'un navire[49]. Ce genre de racisme flagrant n'était pas habituel chez tous les officiers de recrutement, cependant, et il y eut des Noirs dans la Marine.

L'Aviation royale du Canada – L'ARC était disposée à enrôler des Noirs, mais avec certaines restrictions. Des ordres furent émis pour refuser les Noirs au sein d'équipages d'aéronefs et pour faire en sorte qu'ils ne puissent être acceptés au sein du personnel de piste qu'après une rigoureuse sélection à la direction centrale nationale. Les bureaux locaux de recrutement n'étaient pas habilités à prendre des décisions d'eux-mêmes comme ils l'étaient pour tout autre candidat. Cette politique interne fut officiellement sanctionnée au plus haut niveau de l'ARC[50].

ILLUSTRATION 25 — *Lt avn Alan Bundy, peut être le seul Noir canadien à avoir été officier d'équipage d'aéronef dans l'ARC pendant la Seconde Guerre mondiale.*

Musée du Commandement maritime

Les dirigeants de l'Aviation royale du Canada (ARC), certainement des hommes raisonnables en d'autres circonstances, étaient, fait incroyable, convaincus que les Noirs ne pouvaient recevoir une formation de personnel d'aéronef. Les Noirs étaient considérés admissibles à l'emploi comme personnel de piste mais seulement si, à titre individuel, ils ne voyaient pas d'inconvénient à la vie dans un milieu entièrement blanc et étaient disposés à s'y adapter. Les pratiques racistes de l'ARC furent maintenues même après la guerre, jusque dans les années 50, bien qu'une politique du gouvernement les aient interdites[51].

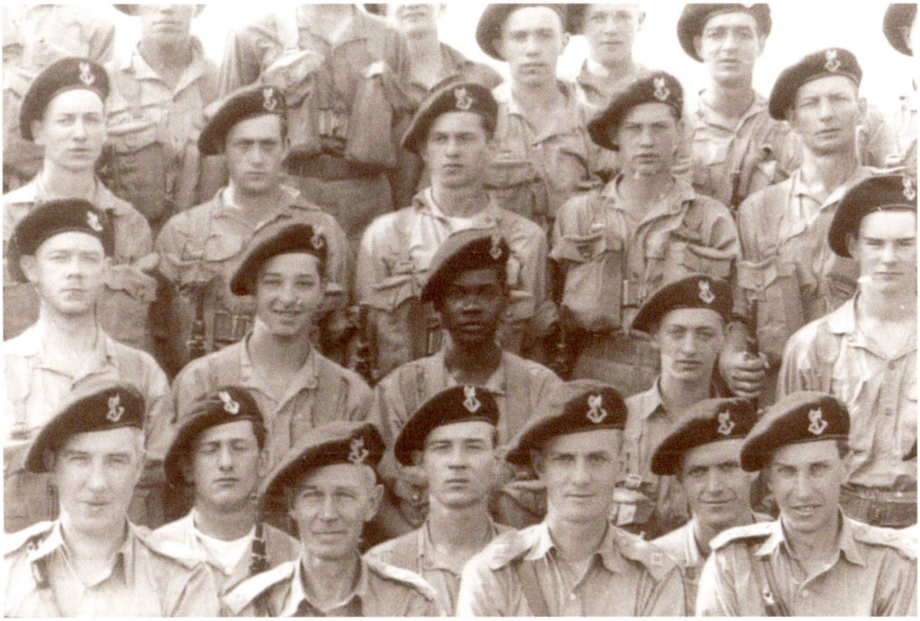

ILLUSTRATION 23 — *Le cavalier Frank Hamilton, du Corps blindé du Canada, pendant la Seconde Guerre mondiale (1942), fils de John Hamilton, qui fut membre du « Bataillon noir » lors de la Première Guerre mondiale.*

Les Noirs canadiens pendant la Seconde Guerre mondiale

Les Noirs Canadiens constatèrent que la discrimination institutionnelle de la Milice, pendant la Première Guerre mondiale, n'était plus la même dans l'armée canadienne de la Seconde Guerre mondiale. Bien que le racisme n'ait pas complètement disparu chez certains Canadiens, l'armée en tant qu'institution était beaucoup plus disposée à les enrôler que ce n'avait été le cas entre 1914 et 1918. Bon nombre se portèrent volontaires pour l'armée et, comme les Blancs canadiens, y furent acceptés.

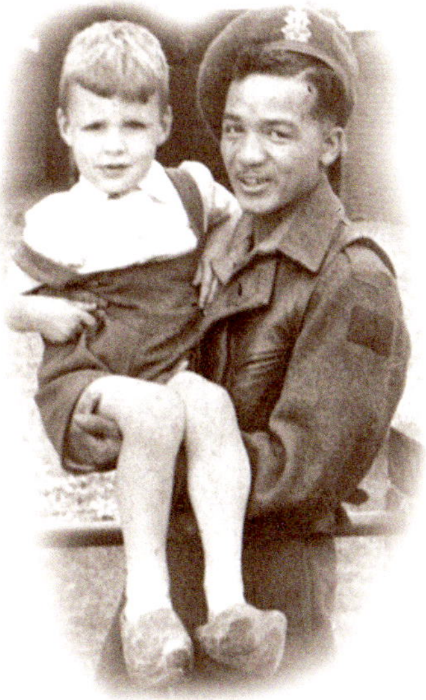

ILLUSTRATION 24 — *Le soldat canadien Robert (Bud) Jones de la 16 Special Employment Company [16ᵉ Compagnie spéciale d'emploi] tenant dans ses bras un nouvel ami néerlandais, Freddy Fontiene à Deventer en Hollande, 1944. Les anciens combattants tels que Bud Jones sont encore considérés comme des héros en Hollande en raison du fait qu'ils ont libéré le pays des Nazis.*

Pendant la Seconde Guerre mondiale, environ 605 000 hommes et 25 000 femmes canadiens furent volontaires dans l'Armée active. Cent mille hommes de plus furent conscrits pour l'armée en vertu de la *Loi de 1940 sur la mobilisation des ressources nationales*. Plus de 250 000 volontaires servirent dans l'Aviation royale du Canada et 106 000 dans la Marine royale du Canada[45]. Aussi incroyable que cela peut-il être, plus de un million de Canadiens, sur une population de seulement 11 500 000 personnes en 1941 (*Statistique Canada, recensement de 1941*) ont fait partie des forces armées.

Le 7 décembre 1941, le Japon attaqua la base navale de Pearl Harbor à Hawaii, engageant les États-Unis dans la guerre. Le lendemain, le Canada déclarait la guerre au Japon, entamant ainsi formellement notre guerre dans le Pacifique. Quelques jours à peine plus tard, le 18 décembre, les Japonais attaquèrent Hong Kong où le Canada avait stationné des troupes avec la garnison britannique. Le commandant britannique se rendit le 28 décembre. À ce moment-là, 290 soldats canadiens avaient été tués et 493 blessés. Beaucoup d'autres avaient été capturés[46]. Bien que la scène de la guerre dans le Pacifique n'ait jamais été l'une des plus importantes des opérations militaires du Canada, sa participation avait coûté cher en vie de jeunes hommes.

En contribuant à la victoire de 1945, 47 000 membres de l'Armée canadienne ont donné leur vie sur tous les théâtres de la guerre, et plusieurs milliers d'autres ont souffert de blessures graves et permanentes. Les pertes furent moindres que lors de la Première Guerre mondiale, où plus de 60 000 Canadiens, sur une population beaucoup plus restreinte, avaient été tués ou avaient succombé plus tard à leurs blessures, mais c'était une lourde perte pour le pays encore jeune[47]. Les cérémonies du jour du Souvenir, le 11 novembre chaque année, illustrent avec passion et émotion combien le pays est encore marqué par les ravages de la guerre et pleure encore la perte de tant des siens.

Musée du Commandement maritime

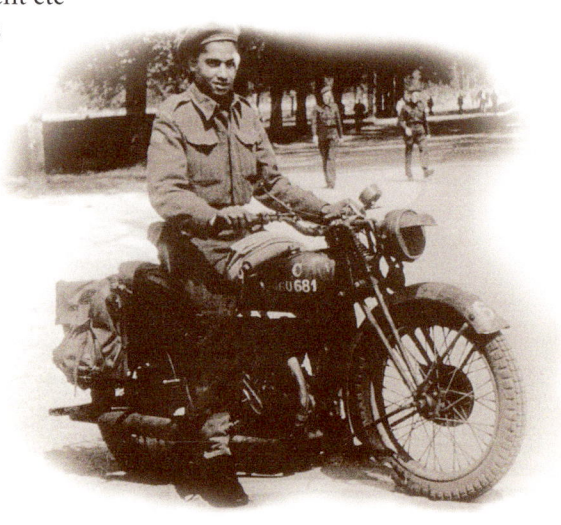

ILLUSTRATION 22 — *Estafette, sdt Ray M. Francis, The West Nova Scotia Regiment, 1942 1945.*

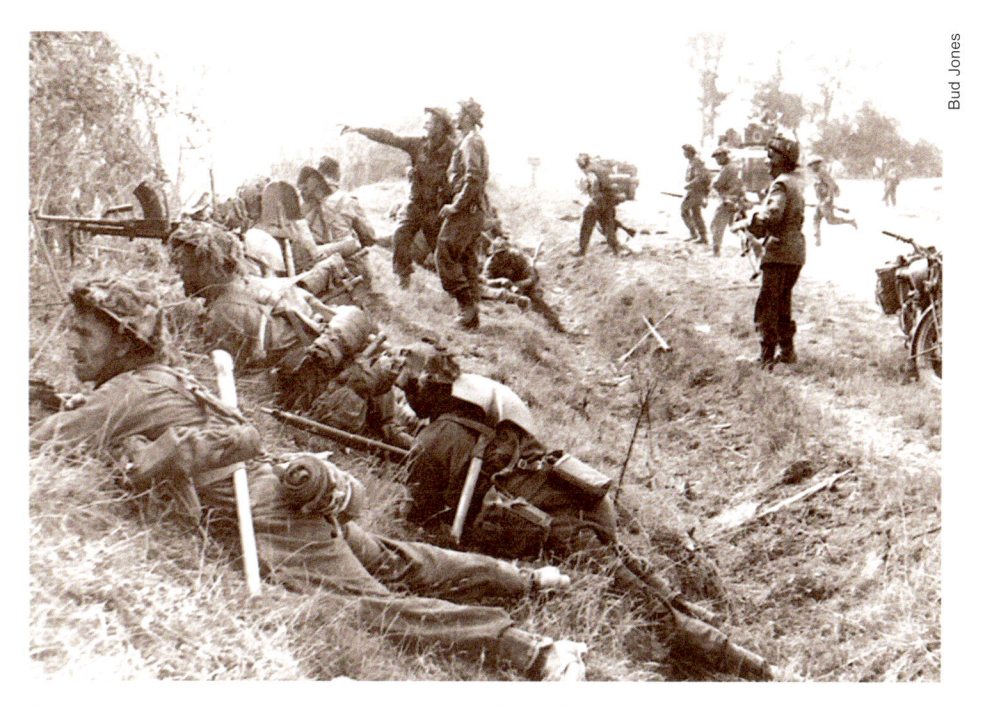

ILLUSTRATION 21 — *Le Royal Regiment of Canada, 2ᵉ Division de l'infanterie canadienne en Hollande. Sous le feu de l'ennemi pendant la Bataille de l'Escaut, 1944. Robert (Bud) Jones, deuxième à partir du bas, tenant une pelle. Bud Jones décrivit cet événement :* « *Nous pensions seulement être en patrouille, mais nous nous sommes fait plaquer dans notre position — plus tard, j'ai appris que nous nous étions fait prendre au col de l'estuaire, et que nous bloquions la retraite d'environ 22 000 Allemands qui furent fait prisonniers* »."

sous le commandement d'un officier canadien, le lieutenant général A. G. L. McNaughton. La Milice elle-même avait été renommée sous le nom d'Armée canadienne en 1940[44].

La Marine royale du Canada, créée en 1910, était revenue à la vie sous la forme d'une minuscule armée responsable principalement de la défense des côtes après la Première Guerre mondiale. Le Canada n'avait pas sa propre force aérienne pendant cette guerre, bien que des milliers de Canadiens eurent servi dans la Royal Air Force britannique. Certains d'entre eux, comme William Avery (Billy) Bishop et Roy Brown, furent de grands as des avions de chasse pendant la guerre. L'Aviation royale du Canada fut créée en 1924, mais jusqu'à l'imminence de la Seconde Guerre mondiale, elle était restée un service principalement affecté à la cartographie du pays du haut du ciel. En 1939, ces deux services embarquèrent dans une période de rapide expansion pour faire face à la menace allemande. À la fin de la guerre, en 1945, ils figuraient parmi les plus importants du globe.

La Seconde Guerre mondiale

L'appel aux armes

Vingt ans à peine après que les alliés de la Première Guerre mondiale furent rentrés dans leurs foyers et eurent démantelé leurs corps expéditionnaires, l'Allemagne et ses alliés firent à nouveau peser une menace sur la paix mondiale. Le 1er septembre 1939, sous la dictature d'Adolf Hitler et du parti nazi, les troupes allemandes envahirent la Pologne. Auparavant, en mars 1938, leurs soldats avaient pénétré en Autriche dans le but d'aider son parti national-socialiste à réaliser l'annexion de l'Autriche à l'Allemagne. En octobre 1938, l'Allemagne s'annexa le Sudetenland, une région de la Tchécoslovaquie peuplée d'Allemands de souche qui avait fait partie de l'Allemagne à diverses époques de l'histoire, dont la dernière en 1866. Bien que la Tchécoslovaquie s'ait opposé à cette annexion, elle n'y pouvait rien sans soutien militaire. La France et l'Angleterre, cependant, avaient déjà cédé aux exigences d'Hitler et ne purent aller en guerre pour prévenir l'annexion.

Cette apathie des grandes puissances de l'Europe, et l'appui de l'alliée de l'Allemagne, l'Italie, enhardit Hitler dans ses ambitions territoriales. Le 1er septembre 1939, il lança son plan pour élargir le contrôle du Troisième Reich de l'Allemagne à toute l'Europe. La Grande-Bretagne, prenant conscience de l'échec de sa tentative d'apaiser les nazis dans l'affaire du Sudetenland, déclara la guerre à l'Allemagne le 3 septembre. Le Canada en fit autant une semaine plus tard, le 10 septembre. Les deux pays entreprirent immédiatement le processus difficile et coûteux de mobilisation de la population, des armées et de l'industrie pour une guerre d'envergure.

À la fin de septembre, le Canada se préparait à envoyer le 1er Groupe divisionnaire canadien en Angleterre. Au moment de la déclaration de la guerre, le Canada n'avait que 4000 hommes dans sa Milice permanente, mais aussi un effectif de Milice active non permanente (MANP) de 46 000 hommes. Les régiments et bataillons de la MANP furent appelés à former la division. En 1940, après que l'armée d'Hitler eut envahi la plus grande partie de l'Europe de l'Ouest, le Canada avait formé trois autres divisions d'infanterie. En 1941, la 5e Division blindée canadienne fut formée. Une autre division blindée fut créée en 1942 par le rétablissement de la 4e Division et elle fut équipée de chars. Cette même année, les cinq divisions furent réunies en Angleterre pour former la 1re Armée canadienne

resté avec la Compagnie, quelques-uns furent affectés à des unités de combat et combattirent dans les tranchées aux côtés de leurs compatriotes. L'Armistice fut déclarée en novembre 1918 et quelques mois plus tard, la Compagnie s'embarqua pour le retour au Canada.

À l'instar d'autres segments du Corps expéditionnaire canadien, la Compagnie fut démantelée en 1920. Elle reste dans les annales le «Bataillon noir» du Canada, l'unique unité militaire ségréguée de l'histoire de l'après-Confédération du pays. Plus important encore pour l'histoire du Canada, le Bataillon, ses membres et les dirigeants noirs qui ont lutté pour sa création, resteront pour toujours les principaux agents de l'effondrement des barrières de la discrimination dans l'armée canadienne. Comme William Hall à Lucknow, ils ont réussi à ébrécher les murs et à ouvrir la voie à une éventuelle victoire.

diviser pour le réaffecter en plusieurs pelotons annexés à d'autres bataillons. La décision fut prise de renommer le bataillon comme la 2e Compagnie de construction, avec un effectif de 9 officiers et 495 autres grades. La réduction de l'effectif obligea le commandant, Daniel Sutherland, à accepter une rétrogradation au grade de major pour demeurer avec sa compagnie[42].

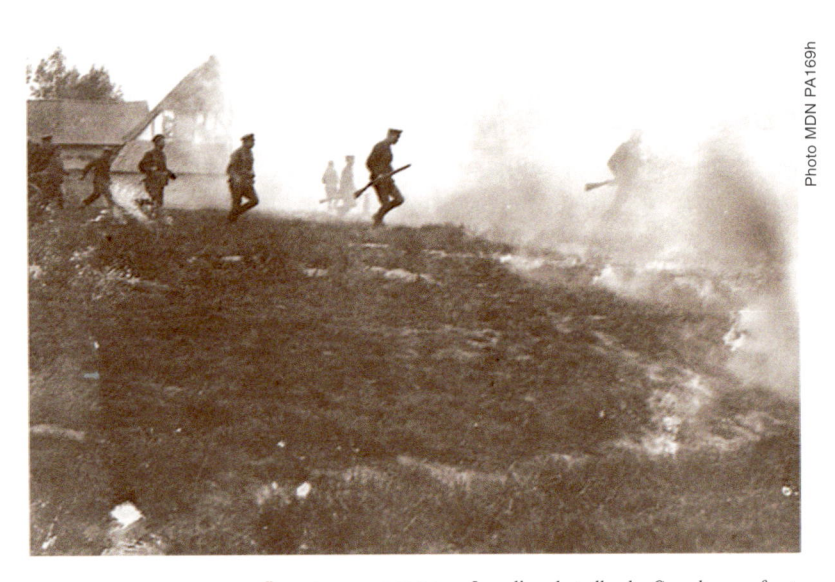

ILLUSTRATION 20 — *Lors d'une bataille : les Canadiens au front.*

Déplacement en France – Pour se soustraire aux politiques britanniques inéquitables sur le confinement au camp, la compagnie fut bientôt stationnée à Lajoux, en France, dans les montagnes du Jura près de la frontière suisse. Là, elle serait assujettie aux politiques de l'Armée française. Les Français n'établissaient pas la même distinction entre leur propre armée et celles de ses colonies. La compagnie fut bien accueillie et bien logée à Lajoux, où des bâtiments pour les recevoir avaient déjà été érigés. Selon un compte rendu, quelques soldats étaient instigateurs de désordre à leur arrivée, mais ce problème fut vite réglé lorsque les fauteurs de trouble furent assignés à la construction d'une prison en bois rond aux fins d'utilisation éventuelle. La compagnie entreprit le travail et effectua ses fonctions de construction, notamment le bûcheronnage en vue de la construction d'un chemin de fer. À l'occasion, le camp accueillit des soldats en transit[43].

Démobilisation – La 2e Compagnie de construction demeura en France comme élément du Corps forestier canadien, membre lui-même du Corps expéditionnaire canadien, pour toute la durée de la guerre. Bien que la plupart des hommes aient

prestige dans la classification du bataillon comme une unité de construction. Les jeunes hommes de l'ensemble du pays s'enrôlaient pour le service de guerre en raison de l'attrait romantique que revêtait l'idée de se battre pour son Roi et son pays, dans une glorieuse bataille avec l'ennemi. Ce genre d'attrait était une caractéristique courante de la publicité de l'époque. La possibilité de gloire était tout simplement inexistante pour un bataillon de construction.

Conscient de cette difficulté, le lieutenant-colonel Sutherland demanda que son unité soit désignée comme un bataillon de construction de chemin de fer pour diminuer, au moins, la crainte que ses hommes ne servent que de travailleurs manuels, à creuser des tranchées et à construire des fortifications temporaires[39]. Bon nombre de ses recrues potentielles avaient de l'expérience des chemins de fer, et ce travail avait pour eux un certain attrait. Sa demande fut rejetée. La désignation aurait donné au Bataillon noir un prestige plus grand, dans la Milice, que le 1er Bataillon de construction.

Départ pour l'Angleterre – En mars 1917, l'unité reçut des ordres d'expédition outre-mer. Elle s'embarqua sur un navire à vapeur, en tant que segment d'un convoi sous escorte de la marine, laquelle devait assurer sa protection contre les sous-marins. Son effectif était de 19 officiers et de 605 hommes[40]. Le bataillon accosta d'abord en Angleterre, où il resta moins de deux mois à faire des travaux de manœuvre. Il régnait un sentiment général parmi les troupes que le bataillon n'assumait pas de fonctions militaires. Il était pressé de participer à la guerre.

En Angleterre, le bataillon devait se conformer à la politique britannique sur les bataillons composés de «races assujetties» de l'Empire. Ces politiques comportaient le confinement au camp, le refus de congé et le découragement d'établir des liens avec des Blancs. Le gouvernement canadien n'accepta pas ces politiques racistes et un déplacement plus tôt en France s'avéra nécessaire pour résoudre le problème[41].

L'effectif du bataillon, soit 700 recrues dont seulement 598 avaient été envoyées en Angleterre, n'était conforme à aucune autre organisation standard de bataillon, ce qui créa quelques difficultés pour son emploi en campagne. Il fut envisagé de le

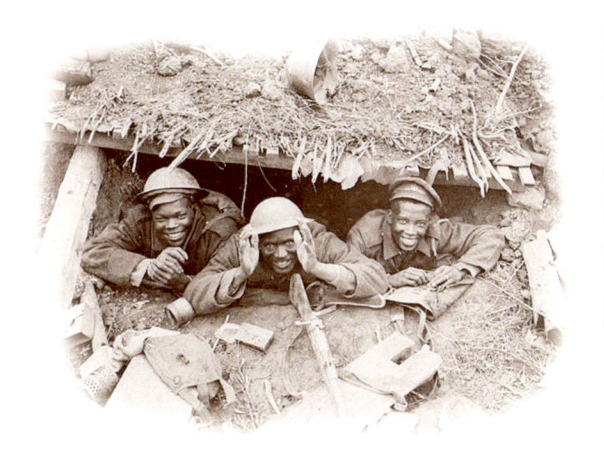

ILLUSTRATION 19 — *Trois soldats canadiens dans un abri allemand capturé lors de l'avance canadienne à l'est d'Arras, en France, 1918.*

William Rider Rider MDN ANC PA 003201

Pictou et Truro – Le 2e Bataillon de construction eut d'abord ses quartiers généraux à Pictou, en Nouvelle-Écosse. Le journal *Pictou Advocate* fit des comptes rendus positifs de la présence du bataillon, faisant l'éloge de l'excellent comportement des soldats. Comme Pictou était une petite ville et manquait de place pour loger un bataillon entier, une subdivision du bataillon resta à Windsor, en Ontario. Le lieutenant-colonel Sutherland demanda à être envoyé à Truro où le bataillon pourrait être réuni avant d'être affecté outre-mer. Le déplacement fut approuvé et se fit sans grandes difficultés. Un propriétaire, en ville, refusa de loger le quartier général du bataillon, bien qu'il eut auparavant loué ses locaux à des unités militaires[38]. Des obstacles raciaux se dressaient même en des lieux où des Noirs avaient été pionniers et vivaient depuis des siècles.

Une fois que le bataillon entreprit de se réinstaller à Truro, le recrutement s'intensifia, des bureaux s'ouvrant à Montréal et à Toronto. Un capitaine fut assigné au recrutement d'hommes des provinces des Prairies. Bien que les efforts d'enrôlement aient eu le soutien de dirigeants et de communautés noires de tout le pays et aient été couronnés de succès, il manqua au nombre final d'hommes recrutés dans la période disponible plus de 300 hommes à l'effectif minimal autorisé pour un bataillon, qui était de 1 038 hommes.

Difficultés de recrutement – Certaines recrues potentielles s'opposaient à la ségrégation des unités. Elles voulaient une pleine intégration dans la Milice et n'étaient disposées à accepter rien de moins. D'autres s'étaient vu refuser l'enrôlement dans d'autres bataillons, généralement pour des motifs racistes et étaient offusqués et blessés par cette offre de se joindre à une unité composée uniquement de Noirs. Il régnait aussi une impression de manque de

ILLUSTRATION 18 — *Affiche de recrutement pour le 2e Bataillon de construction, avec la permission du Musée du Commandement maritime.*

Il sevra avec le bataillon tout au long de son service de guerre au Canada, en Angleterre et en France et fit plus que tout autre homme pour maintenir le moral du bataillon lors des moments les plus sombres de sa participation à la guerre.

Reconnaissance – Le 5 juillet 1916, le 2ᵉ Bataillon de construction devint officiellement autorisé à faire partie du Corps expéditionnaire canadien. Il était stationné en Nouvelle-Écosse, pour le recrutement et l'entraînement. Les soldats noirs ne seraient pas seulement directement recrutés, mais ils pouvaient aussi, sur demande, y être affectés d'autres unités.

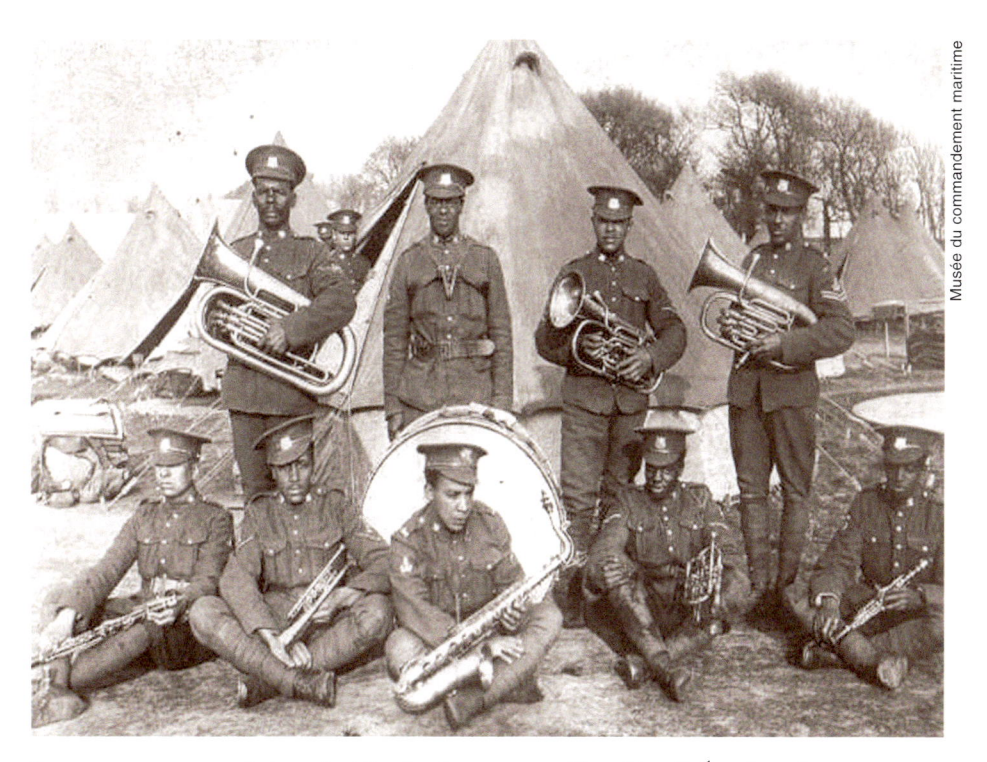

ILLUSTRATION 17 — *Orchestre du 2ᵉ Bataillon de construction à Truro (Nouvelle Écosse), 1916.*

Le bataillon ne tarda pas à affronter les préjugés. Les recrues du 1ᵉʳ Bataillon de construction étaient indignées du fait qu'un bataillon assumant des fonctions similaires aux leurs soit entièrement composé de Noirs et se plaignit qu'ainsi, leur prestige en souffrit. Leur commandant craignit l'effet négatif de cet état de fait sur le moral de ses troupes et demanda que son unité soit renommée. L'état-major de la Milice avait déjà subi assez de pressions externes et internes sur le sujet et n'acceptait pas les plaintes de soldats ordinaires. La réponse au commandant fut sans détour et ne permit aucune méprise sur le contenu du message : il se fit dire «inspirez vos hommes d'idées appropriées sur le sujet[37].»

communauté noire, et le révérend William A. White, un éminent ministre du culte baptiste de Truro, en Nouvelle-Écosse, donnèrent leur appui à l'idée et firent de leur mieux pour sensibiliser le public au plan dans la communauté noire[30].

En collaboration avec d'autres dirigeants noirs, le révérend White a été à l'avant-garde dans la création d'une unité noire et contribua à attirer l'attention nationale sur le sujet en en discutant en public et en insistant fortement sur ce sujet auprès les représentants de l'armée et du gouvernement[31].

Peloton ou bataillon – La création d'une unité posait de grandes difficultés. La population noire du Canada n'était pas assez nombreuse pour alimenter une unité d'infanterie pendant une longue période en situation de combat. Bien qu'il puisse y avoir suffisamment de recrues pour former un bataillon et l'envoyer au front, il manquerait d'hommes pour remplacer ceux qui tomberaient au champ de bataille[34]. L'intérêt manifesté était, il est certain, nettement suffisant pour former un peloton ou une compagnie et l'annexer à un bataillon blanc, mais lorsque l'idée fut présentée à la Milice aux fins d'examen, pas un seul des bataillons en formation ne se montra disposé à accepter la proposition, en dépit de pressions exercées par l'état-major. Le ministre de la Milice, le colonel Sam Hughes, avait déjà commandé le recrutement de membres en vue de la formation d'un peloton noir lorsque la nouvelle se répandit par l'entremise du journal de J. R. B. Whitney. Lorsque Whitney apprit qu'aucun bataillon blanc ne voulait accepter un peloton noir, il fut outré et fit connaître ses objections au ministre[35]. Le gouvernement décida d'aller de l'avant avec la formation d'un bataillon de soldats noirs dirigé par des officiers blancs chevronnés.

Les deux premiers hommes à qui fut offert le titre de lieutenant-colonel commandant le refusèrent. Daniel H. Sutherland, un Néo-Écossais de River John, du comté de Pictou, accepta cet honneur avec fierté. Le révérend William White devint l'aumônier du 2e Bataillon de construction le 1er février 1917, avec le titre de capitaine honoraire. Ainsi devint-il le premier officier commissionné noir de l'Empire britannique. À l'instar de William Hall, il fut un pionnier du service militaire des Noirs canadiens. White entreprit immédiatement de recruter des hommes pour le bataillon[36].

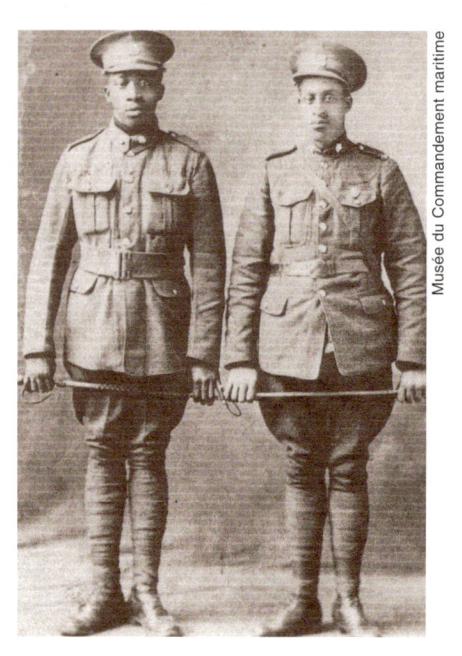

ILLUSTRATION 16 — *Sdt William Paris, à gauche, et sdt George Reddick, tous deux Néo Écossais et membres du 2e Bataillon de construction.*

En 1943, Portia fit ses débuts sur la scène nationale au Eaton Hall de Toronto. Ce concert réussi lui acquit d'autres contrats et une célébrité grandissante, qui culmina avec sa première performance sur la scène new-yorkaise en 1944. Les éloges des critiques new-yorkais pour sa magnifique voix assurèrent sa carrière de contralto de concert. Bientôt, elle fut appelée la «Marion Anderson du Canada». Cette comparaison à l'une des plus célèbres vocalistes du monde à l'époque était, à bien des égards, une description tout à fait juste du talent de Portia.

Portia poursuivit les tournées tout au long des années 40. À la fin de la décennie, sa voix commençait à se ressentir des exigences de la vie de chanteuse de concert itinérante. Pendant les années 50, elle fut professeur de chant. Elle eut, au nombre de ses élèves, de nombreuses vedettes canadiennes de la scène, de l'écran et de la télévision. En 1964, elle donna un spectacle spécial devant la reine Elizabeth dans le cadre de l'ouverture du Centre de la Confédération de Charlottetown, à l'Île-du-Prince-Édouard. Elle quitta la scène publique en 1967. Elle succomba au cancer le 13 février 1968, à l'âge de 57 ans.

En 2000, le gouvernement du Canada attribua à Portia White le titre de «personne d'importance historique nationale» et émit un timbre commémoratif en son honneur. Malheureusement, cette chanteuse de talent exceptionnel n'enregistre jamais de disque du commerce, bien que certains de ses concerts aient été enregistrés à titre privé. Sa famille fit don de ces enregistrements aux Archives nationales du Canada, qui en a permis la reproduction. Au moins deux CD portant certaines de ses chansons sont disponibles sur le marché[33].

> Pour en savoir davantage au sujet de William White, du Bataillon noir et de Portia White
>
> - *The Black Battalion 1916-1920, Canada's Best Kept Military Secret,* par Calvin W. Ruck, Nimbus Publishing Ltd., 1987, ISBN 0-920852-92-0
>
> - The Portia White Home Page: http://www.ac.wwu.edu/~jay/pages/pwhite.html

grade, généralement attribué aux aumôniers militaires, de capitaine honoraire. À ce titre, il eut l'honneur d'être le premier Noir de l'Empire britannique à porter un titre d'officier commissionné du rang.

Le capitaine White fut, pendant toute la durée de la guerre, l'aumônier du bataillon et accompagna celui-ci en Angleterre et en France. Pendant la durée de son service, il tint un journal qui, plus tard, fit l'objet d'un film vidéo historique intitulé, *Honour Before Glory*. Produit par son petit-neveu, le remarquable acteur, réalisateur et producteur Anthony Sherwood, ce film fait le récit des tragédies et des victoires de la guerre que livra le 2ᵉ Bataillon de construction. Anthony Sherwood y tient la vedette, dans le rôle de William White. Des exemplaires de ce film sont disponibles à de nombreuses bibliothèques du Canada et, si elles ne le sont pas, peuvent être obtenues par le biais d'un prêt entre bibliothèques.

À sa libération du service militaire, après la guerre, William White retourna en Nouvelle-Écosse, où il fut ministre du culte à l'église Cornwallis Street Baptist Church de Halifax. En 1936, il fut honoré par la Acadia University qui lui décerna un doctorat honorifique en théologie. Il mourut en 1936.

Patriote possédant de fortes croyances religieuses et chef de file dans la lutte pour contrer le racisme, le révérend White a su inculquer ses valeurs à sa grande famille. Plusieurs de ses enfants étaient dotés d'un talent musical exceptionnel qu'ils mirent au profit du culte religieux en tant que membre de la chorale et au service de la patrie en distrayant les troupes pendant la Seconde Guerre mondiale. L'une de ses filles, Portia, a fait une carrière musicale d'envergure internationale.[32]

Portia White, fille de William White, fut l'une des plus célèbres chanteuses du répertoire classique et black spiritual du Canada.

Née en 1911, elle fut élevée à Halifax, où elle chanta dans la chorale de l'église de son père. Elle commença sa carrière comme enseignante dans la région de Halifax, tout en faisant des études de musique. Avec l'appui de groupes d'intérêt musical et de la fondation de la Nouvelle-Écosse pour l'éducation artistique, qui sut reconnaître son talent exceptionnel au début de sa carrière, elle put travailler sa voix et enrichir son répertoire de compositions classiques et black spiritual.

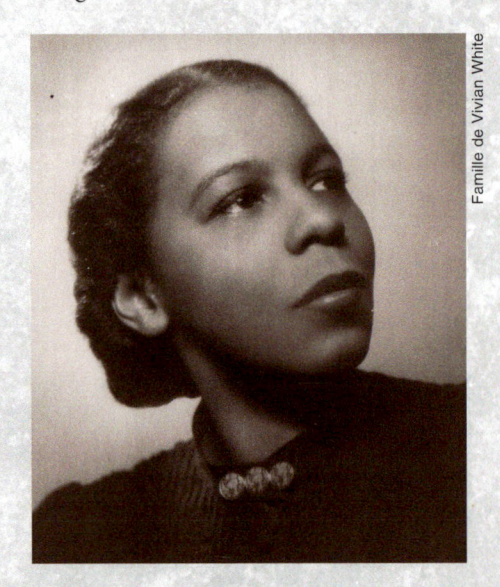

ILLUSTRATION 15 — *Portia White en 1944.*

Selon le général Gwatkin, la formation d'une unité de construction noire pourrait répondre aux besoins du premier ministre Borden, le ministre de la Milice et de la Défense, et de la communauté noire. La Milice recruterait une unité composée uniquement de Noirs, et dirigée par des officiers blancs. L'unité porterait le titre original d'«unité de travail». D'après Gwatkin, une unité ségréguée serait avantageuse pour les Noirs qui seraient, ainsi, en mesure servir dans un environnement libre des préjugés des soldats blancs.

Le gouvernement et la Milice, qui avaient un besoin urgent de recrues, furent favorables à la proposition. D'éminents dirigeants noirs, dont J. R. B. Whitney de Toronto, qui publiait un journal, le *Canadian Observer*, s'adressant à la

William A. White est né à Williamsburg, au Vermont, en 1874. Il vint au Canada en 1889 faire des études à la Acadia University, à Wolfeville en Nouvelle-Écosse. Il a été le premier diplômé noir de la Acadia University et a obtenu des diplômes en arts et théologie. Il devint ensuite ministre du culte à la Zion Baptist Church de Truro.

Quand la guerre éclata, il était membre de la Milice canadienne et prévoyait se joindre au 106e Bataillon du Corps expéditionnaire Canadien. Il joua un rôle déterminant dans les pressions exercées en faveur de l'enrôlement de Noirs dans le bataillon. Avec d'autres dirigeants noirs, il réussit à pousser le gouvernement à émettre une directive à la Milice canadienne pour permettre l'enrôlement sans restriction de Noirs. Malheureusement, les ordres du premier ministre, du ministre de la Milice et de la Défense et du chef de l'état-major général ne suffirent pas à faire échec aux préjugés des commandants et des recruteurs de l'ensemble du pays.

Plus que tout autre, William White fut responsable de la formation du «Bataillon noir», le 2e Bataillon de construction, Corps expéditionnaire canadien, et devint aumônier avec le

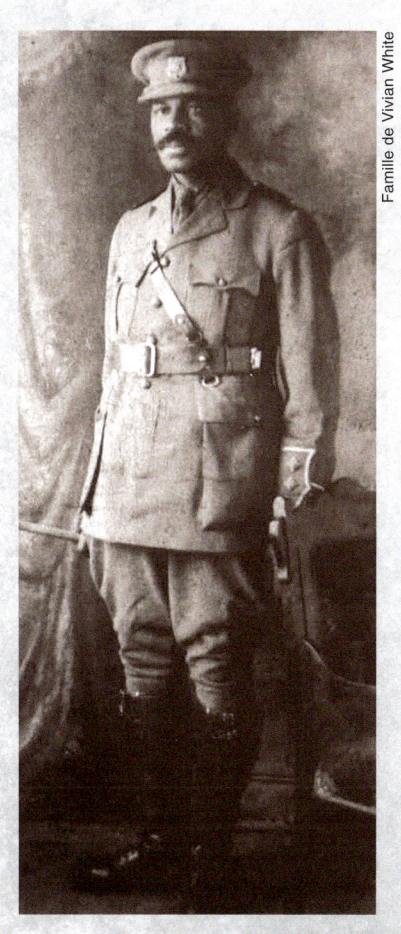

ILLUSTRATION 14 — *Capitaine William A. White, aumônier, 2e Bataillon de construction.*

Bien qu'il ait été assez courant parmi les Blancs d'accepter d'entrer sous les drapeaux après quelques verres, la raison suffit aux officiers de recrutement pour rejeter la candidature de volontaires noirs.

Certains bataillons de montagnards refusèrent les recrues noires, en arguant de la futile excuse que les Noirs n'«auraient pas belle allure en kilt». Dans une collectivité où deux bataillons recrutaient des hommes, l'un déclara qu'il accepterait les recrues de race noire de la région, tandis que l'autre déclara n'en trouver aucun à recruter dans la région. Certains commandants craignaient, à tort ou à raison, que le recrutement de Noirs dans des unités blanches puisse exacerber les préjugés raciaux des Blancs et rendre le recrutement plus difficile[27].

Le 2ᴱ Bataillon de construction, le «Bataillon noir» du Canada

La chute des obstacles – L'histoire du Bataillon noir commence en 1916, alors qu'une urgente campagne de recrutement se déroulait dans tout l'Empire britannique. La main-d'œuvre était essentielle non seulement pour les corps de bataille, mais aussi pour la foresterie et la construction, en vue de créer des fortifications et des bases et de construire des routes, des ponts et des lignes de chemin de fer indispensables pour amener les troupes sur le front. En février 1916, le British Colonial Office demanda au gouvernement du Canada de former quelques bataillons de travail destinés au service outre-mer[28].

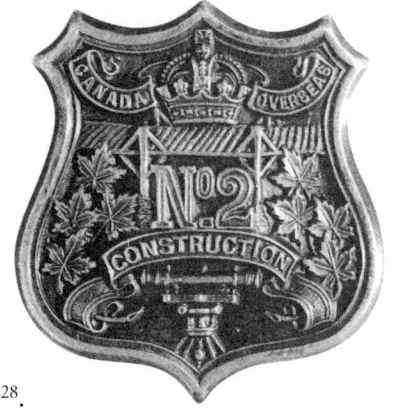

Le Canada réagit de façon positive. En avril 1916, le 1ᵉʳ Bataillon de travail était créé, bientôt renommé le 1ᵉʳ Bataillon de construction. Une unité de ce genre avait besoin d'ingénieurs professionnels et d'hommes de métier qualifiés pour les travaux de construction nécessaires. Le commandant de l'unité, le colonel Blair Ripley, était ingénieur en construction de chemin de fer. Selon lui, le titre de bataillon de travail semblerait avilissant pour le professionnalisme des hommes et ne serait pas populaire dans les milieux où il voulait recruter les hommes[29]. Peu après la formation du 1ᵉʳ Bataillon de construction, le major-général Gwatkin recommanda le recrutement de membres de la population noire pour former un second bataillon de construction afin de répondre aux besoins des Britanniques de troupes supplémentaires.

du gouvernement, dotés d'un sens plus profond de l'équité, le poussant à répondre aux vœux des Noirs canadiens qui voulaient jouer un rôle dans l'effort de guerre. Il convint de donner son appui à l'enrôlement des Noirs, mais il n'était pas prêt à favoriser leur pleine intégration dans les rangs.

En dépit de ses réticences et de celles d'autres officiers, certaines recrues noires faisaient déjà partie du Corps expéditionnaire canadien en 1916. Le 106th Battalion Nova Scotia Rifles, par exemple, est connu pour avoir recruté plusieurs Néo-Écossais de race noire. Le bataillon recruta jusqu'à 16 Noirs entre 1915 et 1916 après que le gouvernement eut annoncé la politique de non-discrimination[24]. Aucune statistique officielle ne fut consignée, et on ne sait exactement, de nos jours, ni le nombre de Noirs qui faisaient partie d'autres bataillons à l'époque, ni les unités dont ils étaient membres.

L'un de ces hommes qui illustra le courage désintéressé des recrues du 106e Bataillon fut le soldat Jeremiah (Jerry) Jones. Il se joignit au 106e Bataillon en juin 1916. Il

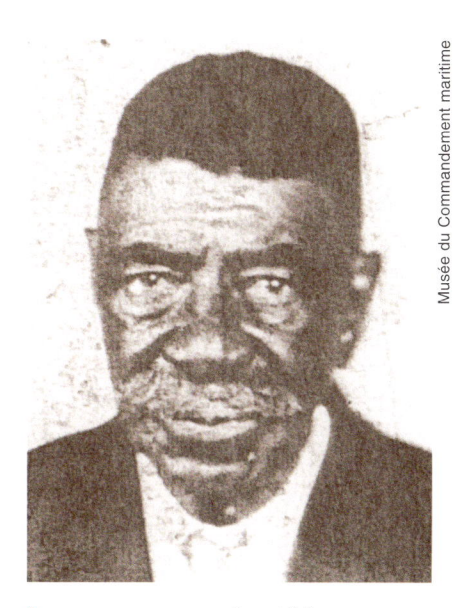

ILLUSTRATION 13 — *Jeremiah Jones.*

s'en fut à l'étranger avec le Bataillon mais, une fois arrivé là, il se porta volontaire pour le combat et fut muté au Royal Canadian Regiment. Dans l'action contre l'ennemi, il captura à lui seul une mitrailleuse allemande et son équipage, les faisant prisonniers. Il fut plus tard blessé au combat et fut renvoyé à l'hôpital en Angleterre pour y faire sa convalescence. Il retourna au combat et survécut à la guerre. Il revint ensuite à son foyer à Truro, en Nouvelle-Écosse[25]. Une statue en son honneur a été érigée dans la ville.

Les recrues noires ont eu à surmonter bien des épreuves alors qu'ils cherchaient à s'enrôler. Un officier commandant le 104th Overseas Battalion, par exemple, refusa 14 Noirs parce qu'il ne pouvait se résigner à demander à ses hommes de les accepter parmi eux, et fit même remarquer que certains étaient arrivés au bureau de recrutement «dégageant une forte odeur d'alcool»[26].

Ce n'est guère un secret que les volontaires de toutes couleurs et origines devaient conforter leurs courageuses intentions de quelques verres avant de se joindre à l'armée. Le grand nombre de pertes dans les tranchées de l'Europe était bien connu du public. Ce savoir suffisait à donner à quiconque une bonne raison de chercher dans la bouteille quelques onces de courage pour signer les documents d'engagement.

Les populations noires dans l'ensemble du Canada étaient importantes en Ontario, dans les provinces des Prairies et, surtout, en Nouvelle-Écosse. Cette province maritime était le foyer de 7000 Noirs, soit environ un tiers de la population noire du Canada. C'était une communauté capable de se faire entendre. Certains politiciens fédéraux étaient prêts à écouter et disposés à prendre les mesures nécessaires pour enrôler les Noirs dans le Corps expéditionnaire canadien.

Trois députés du parlement de la Nouvelle-Écosse ont tracé la voie, soit le premier ministre lui-même, sir Robert Borden, qui représentait Halifax, John Stanfield, député de Truro et Fleming B. McMurdy, député de Shelburne et Queen's. M. McMurdy était le secrétaire parlementaire du

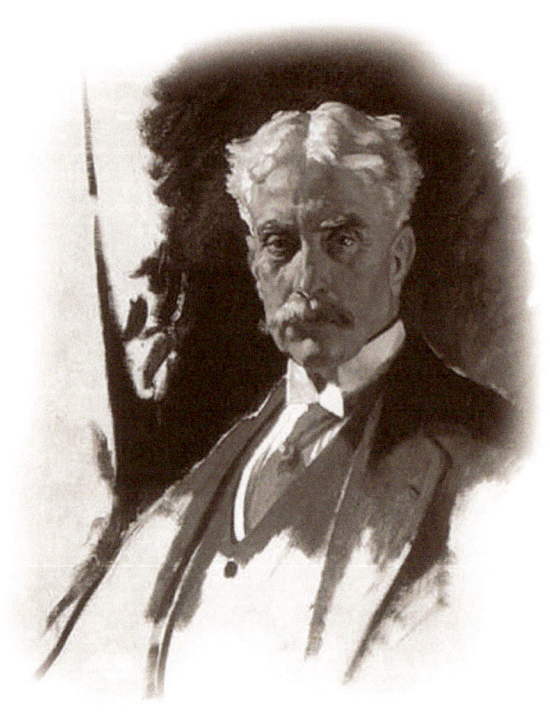

ILLUSTRATION 12 — *Le premier ministre sir Robert Borden, 1919, avec la permission des Archives nationales du Canada (n° d'entrée 1991 76 1).*

ministre de la Milice et de la Défense, poste d'influence pour la cause de l'enrôlement des Noirs[21]. Le ministre, le colonel Sam Hughes, ordonna que les volontaires noirs fussent autorisés à se joindre à n'importe quel bataillon.[22]

Parmi les tenants d'un point de vue différent concernant l'acceptation des Noirs dans la Milice se trouvaient des hommes comme le major-général Willoughby Gwatkin. C'était un officier britannique qui occupait les fonctions de chef de l'état-major général du Canada. Bien qu'il ait été bien éduqué, hautement respecté et le détenteur d'un des postes les plus élevés au Canada, il a pu laisser ses croyances personnelles faire obstacle à ses responsabilités à l'égard de la nation et des Canadiens de toutes couleurs.

Gwatkin éprouvait des réserves à l'idée que des Noirs puissent faire partie de la Milice et se distinguer. Il doutait de la capacité et du désir des Noirs de combattre. Il ne croyait pas que les Noirs puissent facilement se faire accepter dans des unités blanches[23]. Ce genre d'attitude était, malheureusement, courant à l'époque et typique de nombreux officiers. Cependant, Gwatkin subit les pressions de membres

in the Canadian Expeditionary Force, 1917-19, que de telles unités étaient chose courante dans l'Armée américaine. Ce n'était pas le cas au Canada. Ici, la démographie, la politique de défense et l'élément sous-jacent du racisme dans la société canadienne se combinaient pour créer un contexte empêchant la création d'unités ségréguées. Les Noirs ne comptaient que pour une partie minime de la population du Canada, et le gouvernement était peu enclin à entretenir une armée d'envergure pour comprendre des unités ségréguées. La formation d'une unité noire dans le pays en 1916, bien que ce n'ait pas été sans précédents dans l'histoire des milices coloniales, n'était pas un concept bien accueilli des décideurs. Peu de Canadiens en mesure d'intervenir ont appuyé l'idée, même à une époque où tout homme valide était nécessaire au cadre militaire ou civil pour appuyer l'effort de guerre. Pour créer une unité noire, il fallait surmonter l'opposition militaire, politique et même publique afin de nourrir les aspirations patriotiques d'une faible minorité canadienne[20]. En fin de compte, cependant, l'unité ségréguée fut la solution que privilégia le gouvernement. Bien que la création d'une unité entièrement noire n'ait pu, d'aucune façon, être perçue comme une mise en échec du racisme, le fait qu'elle peut se réaliser dans un contexte de préjugés largement répandus, d'obstructionnisme de la Milice et même de résultats décevants du recrutement peut être considéré comme un triomphe pour les Noirs canadiens.

Bien que confrontés partout aux préjugés, les Noirs étaient déterminés à servir dans la Milice et leurs chefs appuyaient vivement l'effort de guerre. Peut-être que, plus que tout autre Canadien, ils comprenaient que la liberté ne s'acquiert pas facilement, et qu'une fois acquise, elle doit être fortement défendue.

ILLUSTRATION 11 —
Le soldat Joseph Paris, au centre, et ses camarades du 2ᵉ Bataillon de construction, 1917.

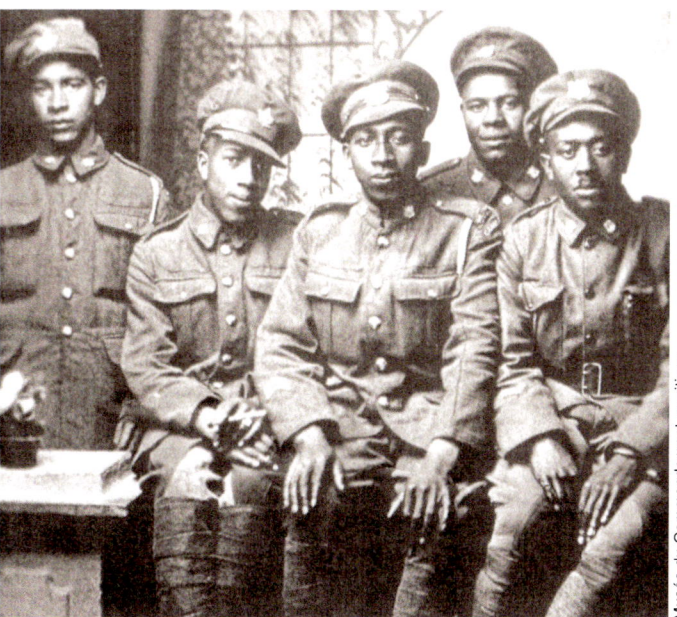

Les Noirs canadiens pendant la Première Guerre mondiale

D'après les données de recensement du Canada de 1911 et de 1921, la communauté noire de l'ensemble du Canada, au début de la Première Guerre mondiale, comptait environ 20 000 personnes[17], sur une population totale de 7 ou 8 millions de Canadiens[18]. Plusieurs milliers d'entre eux étaient les descendants de familles vivant au Canada depuis le 18e siècle. Les Noirs étaient aussi loyaux au Canada que tout autre groupe de citoyens. Le moment venu de défendre le pays et l'Empire, ils étaient prêts à faire leur devoir. Le Canada était en guerre depuis 1914, mais en 1916, soit deux ans plus tard, quelques Noirs seulement avaient pu s'enrôler dans l'armée. Nombreux étaient ceux qui avaient essayé de le faire, mais s'étaient vus refuser, principalement en raison des préjugés raciaux de certains agents de recrutement. De plus, il régnait chez les commandants, partout au Canada et au sein de l'état-major général à Ottawa une crainte généralisée qu'il soit difficile d'intégrer les soldats de race noire dans les unités blanches[19]. Il est remarquable que la loyauté des Noirs à l'Empire et au Canada ait pu survivre à tant de racisme. Peut-être ont-ils vu dans le Canada quelque chose de positif que d'autres ne pouvaient voir et c'est pourquoi ils étaient prêts à combattre et à le défendre.

Une solution de rechange à la problématique de l'enrôlement des Noirs à titre individuel dans les nombreux bataillons pour qu'ils puissent participer à la guerre a été proposée, il s'agissait de créer des unités noires ségréguées. L'historien John G. Armstrong fait remarquer dans son ouvrage, *The Unwelcome Sacrifice: A Black Unit*

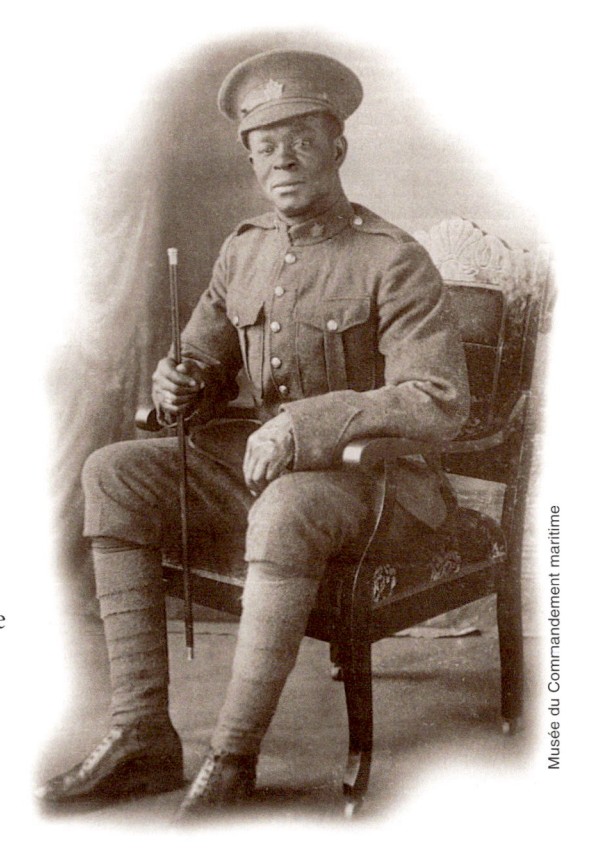

ILLUSTRATION 10 — *Soldat William Gale, 2e Bataillon de construction.*

Musée du Commandement maritime

de descendance hollandaise appelés les Boers[14]. Quatre mois seulement après avoir été recrutés, les Canadiens, membres d'un bataillon du Royal Canadian Regiment, se distinguèrent lors de la Bataille de Paardeburg Drift. Les Canadiens, à la fin de la guerre, avaient subi la perte de 89 hommes et reçu 4 Croix de Victoria[15]. L'Angleterre elle-même recruta 5000 Canadiens de plus pour constituer des unités de combat à la guerre. Une unité de cavalerie, appelée Lord Strathcona's Horse (Royal Canadians), survit encore aujourd'hui sous la forme d'un régiment blindé des Forces canadiennes (régulières). Les Britanniques, les Boers et les Canadiens blancs considéraient que c'était une guerre de Blancs où les Noirs n'avaient pas leur place. Pourtant, quelques Noirs canadiens y ont participé, bien que l'histoire ait peu témoigné de leur participation. Ce n'est qu'au déclenchement de la Première Guerre mondiale que les Noirs ont pu prendre avec fierté leur place parmi les rangs de leurs compatriotes, et ce, en nombre important.

La constitution d'une armée

Après la Guerre des Boers, le Canada a entrepris progressivement de constituer ses forces armées en une organisation capable d'entrer en campagne sous le commandement canadien, une nécessité devenue absolue pour le jeune pays s'il voulait être reconnu comme un membre du Commonwealth, et non pas comme une annexe coloniale de la Grande-Bretagne. En 1916, la Milice permanente (temps plein) fut constituée avec 2000 hommes, tous gradés. En 1906, les dernières armées britanniques stationnées au Canada rentrèrent au bercail, et le Canada y réagit en augmentant quelque peu l'effectif de son armée permanente. En 1914, celle-ci se composait de 5000 officiers et membres, bien que son effectif réel n'ait été que de 3000 personnes. Entre-temps, l'armée non permanente prenait, elle aussi, de l'ampleur. En 1914, elle avait atteint un effectif autorisé de 57 000 membres. Les défenses côtières du Canada avaient aussi été augmentées. En 1910, la Marine royale du Canada fut créée et eut ses premiers navires-écoles. Elle demeura toutefois de modeste envergure jusqu'à l'éclatement de la guerre, en 1914[16].

Au début de la guerre, en août 1914, le Canada avait au moins un noyau d'armée à partir duquel il pouvait créer une armée plus grande. Même si elle était modeste, les officiers et les hommes de la Milice étaient à tout le moins en mesure de recruter et d'entraîner une armée assez grande et capable, pouvant être envoyée sur le front en Europe. Seuls manquaient les ordres de mobilisation. Lorsque la Grande-Bretagne déclara la guerre, le 4 août, ces ordres ne se firent guère attendre.

De la Confédération à la Première Guerre mondiale

Entre la Confédération de 1867 et le début de la Première Guerre mondiale de 1914-1918, peu de Noirs ont fait partie des forces armées actives du Canada. Le Canada n'a été doté de sa propre marine qu'en 1910, et après cela, celle-ci n'a consisté qu'en quelques navires sur les deux côtes jusqu'à l'éclatement de la guerre. Jusqu'en 1914, la Milice du Canada, l'armée canadienne, était principalement composée de quelques unités de volontaires à temps plein (la Milice régulière) et d'un plus grand nombre de volontaires formant des unités à temps partiel (la Milice volontaire) pour la majeure partie de cette période. Une vaste Milice de réserve complétait cette armée. Elle était composée d'hommes valides âgés entre 18 et 60 ans qui, théoriquement, pourraient être appelés aux armes en cas de crise. En fait, la Milice de réserve ne fut jamais appelée sous les drapeaux, et cette partie de l'armée n'a existé que sous la forme d'une liste de noms[12].

La période culminante du système de milice a été celle qui a immédiatement précédé la Confédération, lorsque le Canada et l'Angleterre craignaient de se faire entraîner dans la guerre de Sécession. Les invasions des Fenians des États-Unis, en 1866, que la Milice et l'Armée britannique sont parvenues à arrêter, ont exacerbé ces craintes au cours de l'année qui a précédé la Confédération. En 1867, la Milice volontaire comptait plus de 33 000 hommes[13]. En 1868, le Canada promulgua une nouvelle *Militia Act*, regroupant la Milice volontaire, la Milice régulière et la Milice marine sous le titre de Milice active. Cet événement marque l'origine des Forces canadiennes d'aujourd'hui et certaines unités modernes des Forces canadiennes peuvent retracer leurs origines à cette époque.

Les unités volontaires du Canada participèrent à l'action pour la première fois lors de la Rébellion du Nord-Ouest de 1885, lorsque le gouvernement du Canada les employa à bon escient pour réprimer une tentative visant à établir un territoire métis distinct en Saskatchewan. Plus de 3000 soldats quittèrent l'Est pour aller prendre part à l'expédition contre la rébellion.

Les volontaires furent encore une fois employés lors de la Guerre des Boers de 1899-1902, lorsque le Canada envoya un contingent spécial de 2500 soldats recrutés précisément pour aider la Grande-Bretagne qui faisait la guerre aux Sud-africains

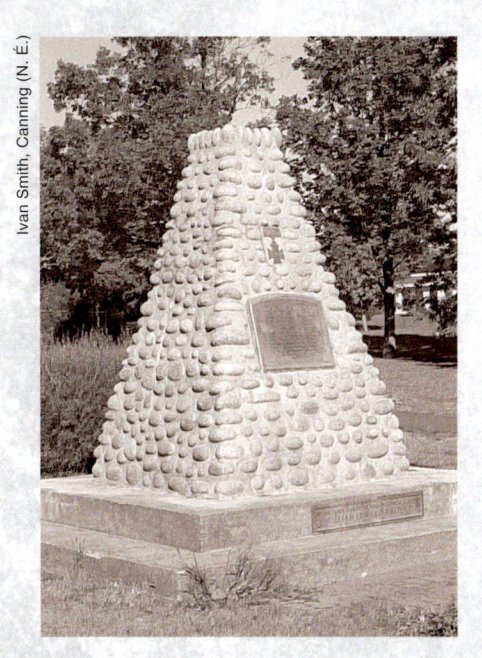

ILLUSTRATION 9 — *Monument William Edward Hall, V.C., Église baptiste, Hantsport, (N.-É.).*

Inscription sur le monument —
[Traduction]

William Edward Hall, V.C.

Premier Néo Écossais et premier homme de couleur à recevoir la plus importante décoration pour vaillance de l'Empire.

Né à Horton (N. É.) le 28 avril 1821.

Décédé à Avonport (N. É.) le 27 août 1904.

W. Hall faisait partie d'une équipe qui, sous le commandement d'un lieutenant, a placé un canon de 24 livres près de l'angle du Shah Nujjiff de Lucknow. Quand tous, à part le lieutenant et Hall, eurent été tués ou blessés, Hall, sans le moindre égard pour sa vie, continua de charger le canon et de tirer jusqu'à ce qu'une brèche fut percée dans le mur et que les secours puissent, ainsi, entrer à Lucknow.

«IL TIRAIT UNE GRANDE FIERTÉ DE SON HÉRITAGE BRITANNIQUE»

Lorsque, après des heures de lutte acharnée, Hall se retrouva l'unique survivant de son détachement, le lieutenant Young, maintenant blessé, prit la place du dernier tireur et aida Hall à continuer de tirer. Peu après, leur bombardement constant parvint à créer des brèches dans les murs de la forteresse, ouvrant une voie à l'infanterie. Les cipayes battirent en retraite, mettant un terme à la bataille. Le lendemain, les forces britanniques purent terminer de secourir et emmener leurs compatriotes assiégés, combattre pour sortir de la ville et reprendre le chemin vers la sécurité à Kanpur.

Sur la recommandation du capitaine Peel, la Croix de Victoria, la décoration la plus distinguée pour reconnaître la vaillance en présence de l'ennemi, fut décernée au matelot de 2ᵉ classe Hall et au lieutenant Young. William Hall reçut sa Croix de Victoria à bord du *HMS Donegal*, sur lequel il fut en service après le *Shannon*, le 28 octobre 1859. C'est le contre-amiral Charles Talbot, commandant en chef originaire de Cork, à Queenstown, en Irlande, qui la lui décerna[11]. Dans l'illustration 7, laquelle date de quelques années plus tard, William Hall porte cette médaille, mais pas le ruban qui l'accompagne, lequel a pu être perdu ou volé. Au contraire de l'exemple de la Croix de Victoria donné au début de la présente partie, sa médaille était tenue par un ruban bleu, remis à tous les récipiendaires de la marine de la décoration entre 1856 et 1918. Depuis 1918, toutes les Croix de Victoria sont tenues par un ruban de couleur bourgogne.

Après ses expériences en Inde, William Hall poursuivit une carrière navale remarquable, devenant successivement matelot de 1ʳᵉ classe, capitaine du mât et capitaine de la hune de misaine, quartier-maître et officier marinier sur divers navires. En juin 1876, il prit sa retraite de la marine. Il retourna en Nouvelle-Écosse où il exploita une ferme à Avonport jusqu'à son décès en 1904. Il est enterré au cimetière baptiste de Hantsport, où un monument a été érigé en son honneur.

William Hall, détenteur de la Croix de Victoria – Il était le fils d'esclaves libérés, fut le premier Noir à recevoir la plus importante décoration de l'Empire britannique pour vaillance militaire et demeure une légende en Nouvelle-Écosse et un héros du Canada.

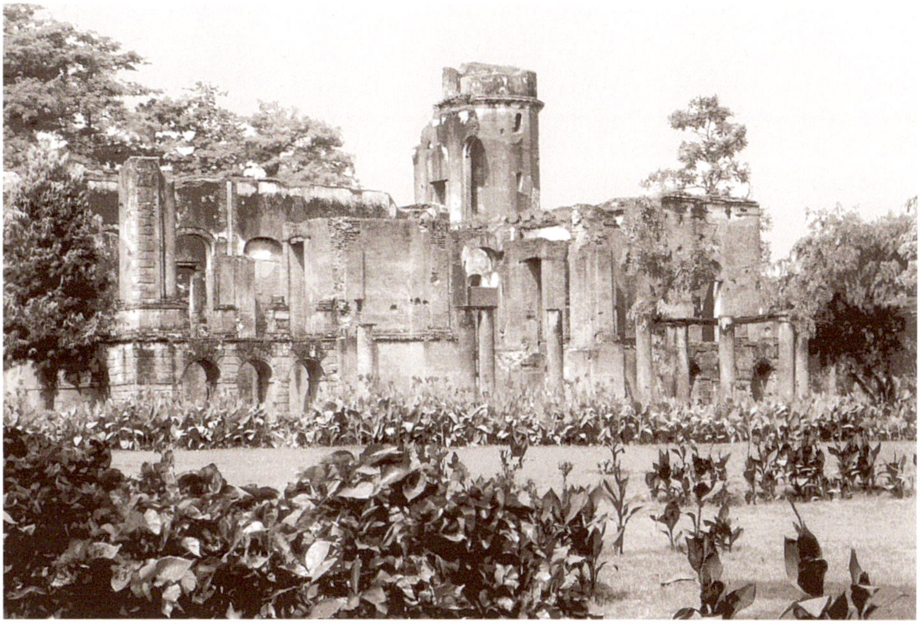

ILLUSTRATION 8 — *Les ruines de la Résidence britannique, Lucknow, Uttar Pradesh, Inde.*

Le 16 novembre, la brigade navale, composée de 250 hommes armés de six canons de 24 livres et de quelques mortiers, s'avança sur une forteresse fortement défendue au cœur de la ville. Plaçant leurs canons aussi près que possible des murs, tout ce temps là sous le feu nourri des cipayes qui défendaient la forteresse, ils entreprirent de se frayer un chemin à coup de feu. Les détachements subissaient l'assaut constant de tirs au fusil et de grenades. Les pertes furent lourdes de part et d'autre. En dépit de l'horrible barrage ennemi, les équipes de pièce poursuivirent leur attaque, fonçant jusqu'à la victoire.

Décrivant l'action lors de laquelle il avait joué un rôle si déterminant, le matelot de 2e classe Hall dit plus tard, «*Après chaque série de coups de feu, nous faisions avancer le canon jusqu'au moment où l'équipe risquait d'être blessée par des éclats de brique et de pierre se détachant du mur sous les coups tirés. Le lieutenant Young allait d'un canon à l'autre, prodiguant calmement des encouragements*[10]» [Traduction]. Hall était, de par sa nature, d'un remarquable sang-froid dans des situations difficiles. Il avait appris, au fil des années de service en mer et par son expérience de combat à Sébastopol, à aller jusqu'au bout de sa mission, quoi qu'il en coûte. Il n'avait guère besoin de beaucoup d'encouragements pour combattre jusqu'à ce que la bataille soit gagnée.

La ville de Lucknow subit un long siège dans la canicule de l'été et jusqu'au début de l'automne, une scène marquée par de constantes attaques contre les murs fortifiés de la Résidence britannique par des tirs de canon, de mortier et de fusil, et par la mort et la famine de nombreuses personnes.

La libération de Lucknow

Les nouvelles de la Rébellion causèrent un choc en Angleterre, qui entreprit sans attendre de dresser des plans de riposte. Toutes les forces disponibles de la East India Company et de l'Armée britannique régulière furent engagées dans la reprise des villes et des territoires perdus. À la fin de l'été, elles avaient repris Kanpur. Le premier espoir de secours pour Lucknow vint à la fin de septembre, avec l'arrivée de 1000 soldats britanniques après une marche éprouvante en provenance de Kanpur, un périple marqué par des batailles, des confrontations et de lourdes pertes tout au long du chemin. La colonne britannique parvint de justesse à traverser le portail de la Résidence, le fort où s'étaient réfugiés les survivants, avant que le siège reprenne. Il n'y avait aucun espoir de fuite sans l'intervention de renforts.

C'est au milieu de cette scène désespérée qu'interviennent William Hall et les hommes du *HMS Shannon*, sous le commandement du capitaine William Peel. Après avoir accosté à Calcutta à la mi-août, le capitaine Peel reçu l'ordre de former une brigade navale de ses marins et matelots et de se rendre à pied d'abord à Kanpur, puis à Lucknow, à quelque 800 kilomètres de Calcutta, pour prêter main forte à l'Armée britannique et lever le siège. Avec les membres de la force régulière, les 250 hommes du *Shannon* formèrent un élément d'une force mixte sous le commandement du colonel Powell, du 53e Régiment. De la fin octobre à la mi-novembre, ils combattirent tout au long du chemin qui les mena de Kanpur à Lucknow. Le colonel Powell fut tué lors d'une bataille et le capitaine Peel prit son commandement. L'armée combinée de marins et de soldats atteint finalement Lucknow le 15 novembre et parvint à secourir les soldats et civils britanniques assiégés de la Résidence le 17 novembre. William Hall, alors matelot de deuxième classe, combattit durant toute cette épreuve aux côtés de la brigade navale de son navire, en tant que membre d'une équipe de canon relevant directement du commandement du lieutenant Thomas Young, l'officier d'artillerie navale du *Shannon*.

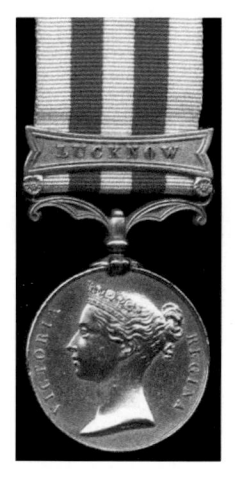

ILLUSTRATION 7 —
Médaille de la Rébellion indienne portant la barrette de Lucknow. Photo avec la permission d'Eugene G. Ursual, Military Antiquarian Inc., www.medalsofwar.com.

Le 10 mai 1857, des rumeurs inquiétantes se mirent à circuler parmi les soldats d'une unité Bengale stationnée à Meerut, une ville voisine de Delhi. Les cipayes répandirent la nouvelle, apparemment vraie, que les nouvelles cartouches de fusil qui leur étaient distribuées étaient enduites de graisse de porcs et de bovins. Les Musulmans ne peuvent

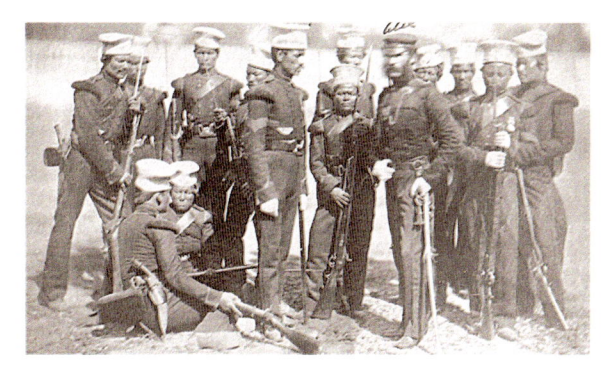

Illustration 6 — *Cipayes, 1858*.

consommer de porc pour des motifs d'ordre religieux, et les Hindous considèrent les bovins comme étant sacrés. Comme les cipayes devaient arracher avec les dents le bout de ces cartouches de papier avant de les charger dans leurs armes, le recours à la graisse animale comme lubrifiant constituait une vive offense pour les membres des deux religions. Déjà en colère en raison de l'influence croissante des Britanniques dans leur vie, soupçonnant ceux-ci de vouloir les convertir au christianisme et fortement mécontents de leur solde et des conditions de service, les cipayes furent outrés par l'insulte des Britanniques à l'égard de leurs croyances et pratiques religieuses. Ils se sentirent tenus de restaurer l'honneur de leurs religions et de leurs peuples. Les cipayes de Meerut se mutinèrent, tuant un bon nombre d'officiers britanniques, puis s'enfuirent vers Delhi, où ils espéraient obtenir le soutien du peuple et de l'empereur mongol.

Delhi était défendue par trois régiments de soldats indiens loyaux à la East India Company, mais pas par des unités britanniques. Les défenseurs ne faisaient pas le poids contre les forces venues de Meerut. Les rebelles vainquirent rapidement la résistance et entreprirent de mettre à mort de nombreux Européens et leurs alliés indiens. Lorsque les cipayes parvinrent à s'emparer de la ville, ils déclarèrent l'empereur mongol empereur de toute l'Inde.

De là, leur rébellion s'étendit aux autres unités et à la ville de Lucknow. Cette ville, qui était alors un siège important du pouvoir de la East India Company, était à quelque 500 kilomètres au sud-est de Delhi. La rébellion atteint aussi Kanpur, plus au sud-est.

Kanpur et Lucknow furent rapidement assiégées, l'armée et les civils britanniques, en désavantage numérique, étant pris au piège dans les deux villes. En quelques semaines, la garnison britannique de Kanpur rendit les armes. Ce fut aussitôt suivi par le massacre de soldats et de civils européens. Quelques-uns, seulement, y survécurent et purent fuir à Calcutta, sur la côte Est, et raconter ce qui se passait.

quand celui-ci intervint durant la guerre de Crimée, et l'Angleterre et la Turquie lui ont décerné des médailles de Crimée. Pour des motifs qu'on ignore, il quitta la marine à la fin de la guerre et, en 1856, devient déserteur.

Nul ne sait où ses périples amenèrent Hall et ce qu'il fit alors qu'il était «fugitif», titre donné aux déserteurs dans la Marine royale. Bientôt, cependant, la nature honorable de l'homme reprit le dessus. Il rejoignit les rangs de la Marine après six mois d'absence non autorisée. La sanction imposée pour sa désertion n'est consignée nulle part, mais il se peut qu'il ait dû renoncer à ses décorations pendant un certain temps.

Le premier navire sur lequel remonta William Hall après qu'il eut repris ses fonctions était encore un navire de guerre, l'*HMS Shannon*, une frégate à vapeur de 50 canons[9]. Un an plus tard, à la fin de l'été 1857, le *Shannon* était en eaux indiennes, en route pour porter secours aux forces britanniques assiégées tandis que les civils étaient menacés par une rébellion contre leur règne.

La première guerre d'indépendance indienne, 1857-1859

La rébellion fut appelée la Rébellion indienne par l'Empire britannique et la Grande insurrection par certains historiens. Pour la population de l'Inde, ce fut la première guerre d'indépendance contre l'Empire britannique. Elle commença par une révolte des soldats indiens au service de l'Angleterre, après 200 ans d'une présence de plus en plus grande de celle-ci dans leur pays. Au bout de vingt ans du règne de la reine Victoria, l'Inde, semblait-il aux Britanniques, était devenue un élément durable de leur Empire. De fait, c'était un vaste domaine commercial sous le contrôle de l'«Honourable East India Company», une compagnie commerciale britannique établie, à l'origine pour apporter des ressources et des produits de l'Inde jusqu'en Angleterre.

Sur une période de 150 ans, la East India Company devint le gouvernement et le chef incontesté de la nation et du peuple indiens, supplantant les empereurs mongols et les souverains de divers petits États dans ce rôle. La Compagnie créa ses propres armées, lesquelles étaient dirigées par des officiers britanniques désignés par la Compagnie. Elles rivalisaient avec l'Armée britannique elle-même en fait d'envergure, comptant plus de 250 000 hommes en 1857. Bien que les armées aient eu dans leurs rangs des soldats britanniques et européens, la grande majorité étaient des Indiens provenant de toutes les régions du sous-continent. Les soldats indiens étaient appelés *cipayes*, un nom dérivé d'un mot hindi signifiant «cavalier». Les Britanniques l'appliquèrent à tous les soldats indiens.

Bien que des centaines de milliers de Canadiens aient servi avec bravoure en temps de guerre, 94 seulement ont reçu la Croix de Victoria. Quatre ont reçu cet honneur alors qu'ils combattaient avec l'Armée britannique, avant même que le Canada devienne une nation, dont l'un à Balaclava, en Crimée et trois en Inde[6]. Le troisième de ceux-là était un Noir de la Nouvelle-Écosse, membre de la Marine royale. Il obtint cette place prestigieuse dans l'histoire militaire britannique et canadienne lors de la Rébellion indienne, le 16 novembre 1857, pour sa conduite héroïque lors du siège de Lucknow, en Inde. Il s'appelait William Hall. Son histoire est aussi remarquable que l'est sa décoration.

WILLIAM EDWARD HALL, V.C.

Il a été le premier marin canadien, le premier Néo-Écossais et le premier Noir de toute nationalité à recevoir la Croix de Victoria. Il est né le 28 avril 1827 (ou peut-être 1821 selon certains comptes rendus) à Horton's Bluff, un village de Hants County, en Nouvelle-Écosse. Ses parents, des Africains libérés par la Marine royale d'un navire d'esclaves faisant route vers l'Amérique du Nord, avaient une petite ferme. À 17 ans, William était employé comme homme de pont sur des navires marchands.

Après son passage dans la marine marchande, William Hall servit dans les Forces navales des États-Unis pendant 18 mois[7]. Puis, en 1852, âgé de 25 ans, il s'enrôla dans la Marine royale à Liverpool, en Angleterre, servant d'abord sur un navire de guerre à 90 canons, l'*HMS Rodney*[8]. Il était sur le *Rodney*

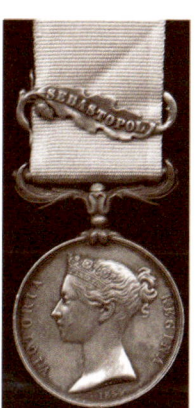

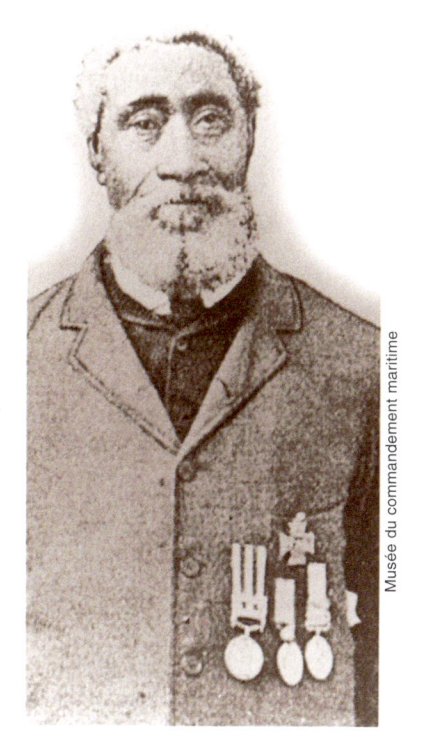

ILLUSTRATION 4 — *William Hall, V.C. vers 1900, portant la Croix de Victoria, la Médaille de la Rébellion indienne avec la barrette de Lucknow et, peut être, des médailles de la guerre de Crimée.*

ILLUSTRATION 5 — *Médaille de Crimée britannique avec la barrette de Sébastopol. Photo avec la permission d'Eugene G. Ursual, Military Antiquarian Inc., www.medalsofwar.com*

Des débuts héroïques

La Croix de Victoria

La Croix de Victoria est la plus importante décoration décernée en reconnaissance de la vaillance militaire au Canada et dans le Commonwealth. La reine Victoria l'a elle-même instituée en 1856 pour honorer le courage et la bravoure du plus haut degré démontrés en présence de l'ennemi[4]. Cette croix est décernée sans égard au grade, au poste militaire ou aux fonctions assumées. L'inscription, sur la médaille, est simplement «FOR VALOR». La version moderne de la Croix de Victoria, au Canada, bien qu'identique sous tous les autres aspects à sa version originale, porte l'inscription latine – «*PRO VALORE*» – en lieu et place de la version unilingue anglaise. En vertu du règlement, seul un acte de bravoure remarquable, un acte de vaillance ou d'abnégation audacieux ou extraordinaire ou un dévouement extrême à son devoir, en présence de l'ennemi, est digne de cette décoration.

Appelée V.C. par les membres de l'armée et de la marine de partout, la décoration a été créée, à l'origine, pour reconnaître les actes héroïques de soldats et de marins pendant la guerre de Crimée (1853-1856). De toujours, le Souverain n'a décerné la Croix de Victoria que rarement, ne reconnaissant que les actes de vaillance les plus courageux et altruistes. Les décorations ainsi décernées, souvent à titre posthume, depuis leur création, ne sont qu'au nombre de 1354[5]. Les médailles sont coulées d'un bronze sans grande valeur, pour illustrer la volonté de la reine Victoria que la médaille soit décernée sans égard au grade ou aux fonctions. Bien qu'elle aurait pu être faite d'or ou d'argent, tout comme d'autres décorations, son métal vient plutôt de pièces de bronze de canons ennemis capturés à Sébastopol en Crimée, commémorant ainsi l'héroïsme de nombreux soldats britanniques lors de cette guerre des plus sanglantes.

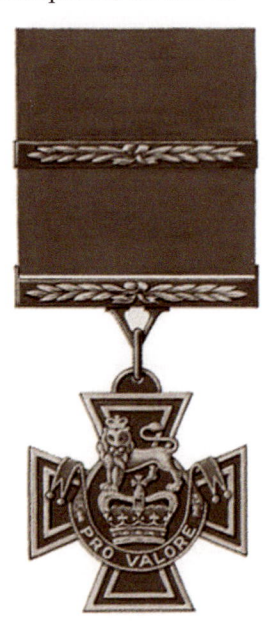

Illustration 3 — *La Croix de Victoria du Canada. Photo du MDN.*

Les Noirs ont aussi tenu un important rôle dans la milice, notamment lors de la répression de la rébellion de 1837-1838 dans le Haut-Canada. L'historien Headley Tulloch affirme qu'un millier d'hommes noirs, formant cinq compagnies de soldats, participèrent aux batailles de cette rébellion, y compris la bataille de Toronto en décembre 1837[3]. En 1860, des Noirs de Victoria, en Colombie-Britannique formèrent la première force volontaire de la milice à assurer la défense de la côte Ouest.

Tous les Noirs n'ont pas servi dans des unités ségréguées pendant la période coloniale. Gerald T. Altoff affirme dans son article susmentionné qu'il était courant de voir des Noirs dans les rangs d'autres unités de l'Armée britannique et de la Milice du Canada, et qu'ils ont aussi servi sur les vaisseaux de la Marine royale. Comme on le mentionnera plus loin, la vie sur les navires de la Marine royale offrait parfois l'occasion de servir tout en se distinguant sur le plan personnel.

de réticence, ou ils faisaient la sourde oreille à l'exigence de formation militaire périodique, même si les *Militia Acts* des colonies et du Canada assujettissaient normalement tout homme valide âgé entre 18 à 45 ans à une obligation de formation et de service militaires.

Finalement, afin que les forces de défense nécessaires puissent être formées et disponibles au besoin, les colonies des unités de milice «actives» composées de soldats volontaires, à plein temps et rémunérés, organisés en unités d'infanterie assignés à des forces britanniques permanentes de leur région. Une milice de réserve constituée de citoyens pouvant être appelés au devoir, parfois appelée la Milice sédentaire, appuierait la milice active au besoin. Bien que des membres de la milice sédentaire se furent à l'occasion portés volontaires au service en temps de guerre, la Milice sédentaire elle-même ne fut jamais appelée sous les drapeaux en tant qu'armée organisée.

Les citoyens noirs jouèrent un rôle dans la milice, tant dans la milice active que dans les forces de réserve, à l'instar des autres Canadiens, et ils contribuèrent largement à la défense du Canada en temps de guerre. Lors de la guerre de 1812 entre la Grande-Bretagne et les États-Unis, le capitaine Robert Runchey, un Blanc, constitua une compagnie de soldats de race noire pour aider à défendre le pays contre les envahisseurs américains. La compagnie, nommée dans certains registres le Corps coloré et dans d'autres la Compagnie des hommes de couleur, combattit aux côtés des soldats britanniques et d'autres Canadiens lors de la bataille de Queenston Heights, près de Queenston en Ontario, dans la région des chutes Niagara. D'après Gerald T. Altoff, un garde forestier en chef du Service national des parcs des États-Unis, dans un article de *CRM Online*, une revue culturelle de gestion des ressources, le capitaine Runchey fut inspiré de former la compagnie par Samuel Pierrepoint, un ancien combattant canadien noir de la guerre de l'Indépendance américaine[1]. Selon l'historien Headley Tulloch, dans son ouvrage *Black Canadians: A Long Line of Fighters*, la Compagnie des hommes de couleur arriva à Queenston Heights le 13 octobre 1812, sous le commandement du colonel Sheaffe, juste à temps pour sauver l'honneur. Le commandant britannique, sir Isaac Brock, avait déjà été tué lorsque la Compagnie arriva et les forces américaines tenaient les Heights. La Compagnie fonça vers les lignes ennemies, les traversa et vainquit les Américains, qui rendirent aussitôt les armes[2]. Des hommes noirs ont pris part, en tant que membres de la milice, à de nombreuses batailles célèbres de la guerre de 1812, et ces événements sont commémorés à plusieurs endroits dans la région de Niagara et particulièrement à Queenston Heights.

Ils portèrent en eux une nouvelle tradition qui consistait en la loyauté à la Couronne et en la volonté de combattre aux côtés de leurs compatriotes pour préserver les libertés dont ils jouissaient.

La milice coloniale

Après la guerre de l'Indépendance américaine, les colonies britanniques de l'Amérique du Nord dépendaient de la marine et de l'Armée britannique pour les protéger des Autochtones hostiles et des Américains encore belligérants. Si un grave conflit était survenu, cependant, les forces britanniques n'auraient pas suffi à défendre des milliers de milles de côtes et de frontières ouvertes et non marquées. Chacune des colonies comptait dans une certaine mesure sur la solution d'un appel aux armes d'une milice de citoyens, composée de soldats qui seraient temporairement soustraits à leurs occupations civiles, au besoin, pour prendre les armes. Les miliciens furent formés et armés pour agir comme troupes d'artillerie, d'infanterie et de soutien dans les unités de campagne britanniques et comme marins sur les vaisseaux britanniques. Pendant plus de 150 ans, les colonies n'entretinrent ni armée, ni marine qui leur soient propres. Au lieu de cela, elles comptèrent sur le citoyen-soldat pour jouer un rôle déterminant dans leur défense. Le Canada lui-même en fit autant pendant quelques années après que les colonies eurent formé une nouvelle nation en 1867.

Les milices coloniales n'étaient pas toujours aussi bien formées ou armées qu'elles auraient dû l'être. Lorsque les colonies et le gouvernement canadien nouvellement constitué, après 1867, sentaient s'intensifier la menace d'une attaque, ils augmentaient leur soutien financier et politique à la milice. Lorsque la menace s'atténuait, l'intérêt pour la défense diminuait. Les citoyens faisaient parfois preuve de ressentiment ou

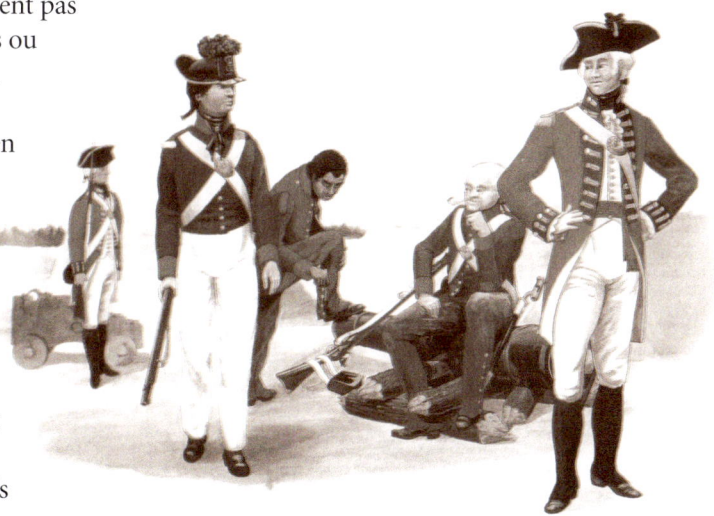

Illustration 2 — *Uniformes des H. M. Corps of Island St. John Volunteers (Territoriaux de l'Île du Prince Édouard), 1794 1802. Dessin de David Webber dans « A Thousand Young Men: The Colonial Volunteer Militia of Prince Edward Island, 1775 1874 », avec la permission du Musée canadien de la guerre, n° d'entrée 19940026 010.*

La période coloniale

Les soldats coloniaux

L'origine des traditions militaires des Noirs canadiens date des premiers temps des colonies de l'Amérique du Nord britannique qu'étaient la Nouvelle-Écosse, le Nouveau-Brunswick, l'Île-du-Prince-Édouard ainsi que le Haut et le Bas-Canada, et des derniers jours de la présence britannique aux États-Unis d'Amérique.

Au début des années 1770, les patriotes américains des treize colonies du sud du fleuve Saint-Laurent et du lac Ontario ont commencé une révolution qui se préparait à éclater depuis des années. Envahis par le désir de se libérer de l'emprise britannique, de nombreux Américains n'ont pas su comprendre que les 300 000 esclaves qu'ils maintenaient en servitude avaient les mêmes ambitions. Les commandants britanniques ont profité du désir de liberté des esclaves noirs, prenant rapidement conscience après le début de la révolution qu'ils pourraient employer les esclaves libérés pour en tirer un avantage militaire. En appuyant l'affranchissement, ils pourraient aussi perturber l'économie américaine naissante, qui dépendait dans une large mesure du travail des esclaves.

En 1775, le gouverneur britannique de la Virginie émit une proclamation appelant les hommes valides à joindre son armée. Il promit d'affranchir tout esclave qui voudrait s'enrôler. Il eut bientôt 800 soldats de race noire sous son commandement. Beaucoup d'entre eux étaient des esclaves qui s'étaient enfuis.

ILLUSTRATION 1 — *Soldat colonial portant l'uniforme d'un pionnier du 104ᵉ Régiment de Fantassins (Nouveau Brunswick). Œuvre de Robert J. Marion, avec la permission du Musée canadien de la guerre.*

En un an, la politique d'affranchissement devint la norme parmi les gouverneurs britanniques. Bon nombre de ceux qui acceptèrent l'offre devinrent déterminés à préserver leur liberté chèrement acquise. Lorsque les Britanniques perdirent la guerre et acceptèrent d'accorder son indépendance à l'Amérique, des milliers d'esclaves libérés et d'autres qui n'étaient pas encore libres s'enfuirent vers les colonies canadiennes avec les loyalistes blancs.

Le Canada, avec ses partenaires d'alliances internationales et les Nations Unies, est confronté à de nouveaux enjeux qui menacent la paix mondiale en ce début de XXIe siècle. Convaincu que la compréhension et le respect mutuels de tous les peuples et toutes les nations sont essentiels pour assurer la sécurité internationale, le Canada se veut un pays qui se consacre pleinement au multiculturalisme dans l'ensemble du pays et à l'équité en matière d'emploi pour tous les membres de ses institutions. Le ministère de la Défense nationale et les Forces canadiennes s'efforcent avec acharnement de faire en sorte que leurs politiques, pratiques et milieux de travail soient ouverts à la diversité au sein des rangs d'hommes et de femmes militaires. Ils sont convaincus que l'atteinte de cet objectif peut être favorisée en aidant les Canadiens à prendre conscience des contributions que les groupes traditionnellement désavantagés ont apporté à la sécurité collective et à la liberté de tous les Canadiens. C'est pourquoi le Directeur – Intégration des genres et équité en matière d'emploi du ministère de la Défense nationale est heureux de présenter cette histoire de la contribution militaire des Noirs canadiens.

Introduction

Tout au long de l'histoire du Canada, depuis le début de l'époque coloniale, les Noirs canadiens ont accompagné leurs compatriotes sur le champ d'honneur. Ils ont avec fierté contribué à la défense du pays dans les grandes et les petites guerres, à l'étranger et en sol canadien. Les Canadiens d'origine africaine ont combattu lors de la Guerre de 1812, ont tenu tête à la rébellion en 1837 et ont défendu les frontières du Canada contre les envahisseurs fenians en 1866. Ils ont servi, et continuent de le faire, auprès des Forces canadiennes dans le monde entier pour défendre la liberté. Ils accompagnaient d'autres Canadiens et nos alliés en Europe lors de la Première et de la Seconde Guerre mondiale ainsi que de la guerre de Corée. Ils participaient et participent encore aux missions de maintien et de rétablissement de la paix partout dans le monde. Ils ont remporté gloire et honneurs en s'acquittant de leur devoir de soldats, de marins et d'aviateurs, comme tout autre homme et femme patriotes. Non moins que tous les autres loyaux Canadiens, ils ont défendu leur pays quand il en avait besoin, ils ont fait leur part dans la lutte contre la tyrannie et ils ont contribué à assurer la paix dans le monde.

Pour les Noirs, cependant, le privilège de porter l'uniforme et de défendre le pays en guerre n'était acquis, souvent, qu'après qu'ils aient remporté d'autres victoires contre la discrimination et le rejet fondés sur la race et la couleur. Pour eux, comme pour les Canadiens autochtones et d'origine chinoise, japonaise et d'autres origines non européennes, les qualités les plus recherchées chez les soldats appelés à défendre leur pays ne suffisaient pas, souvent, à leur obtenir une place dans les rangs. Pas moins que d'autres, ils ont fait preuve de patriotisme, de loyauté, d'honneur, de croyance dans notre mode de vie, de courage, de leadership et de dévouement à la tâche, toutes les qualités attendues des soldats canadiens. Et pourtant, le droit fondamental et le devoir de défendre leur pays leur étaient souvent refusés. Ils ont persisté. Ils ne se sont pas avoués vaincus. Ils ont exigé leur droit, en tant que citoyens, de combattre aux côtés d'autres Canadiens sur le champ d'honneur. Ils l'ont obtenu. Grâce à cette longue lutte, ils ont contribué à changer le Canada et à bâtir un meilleur pays.

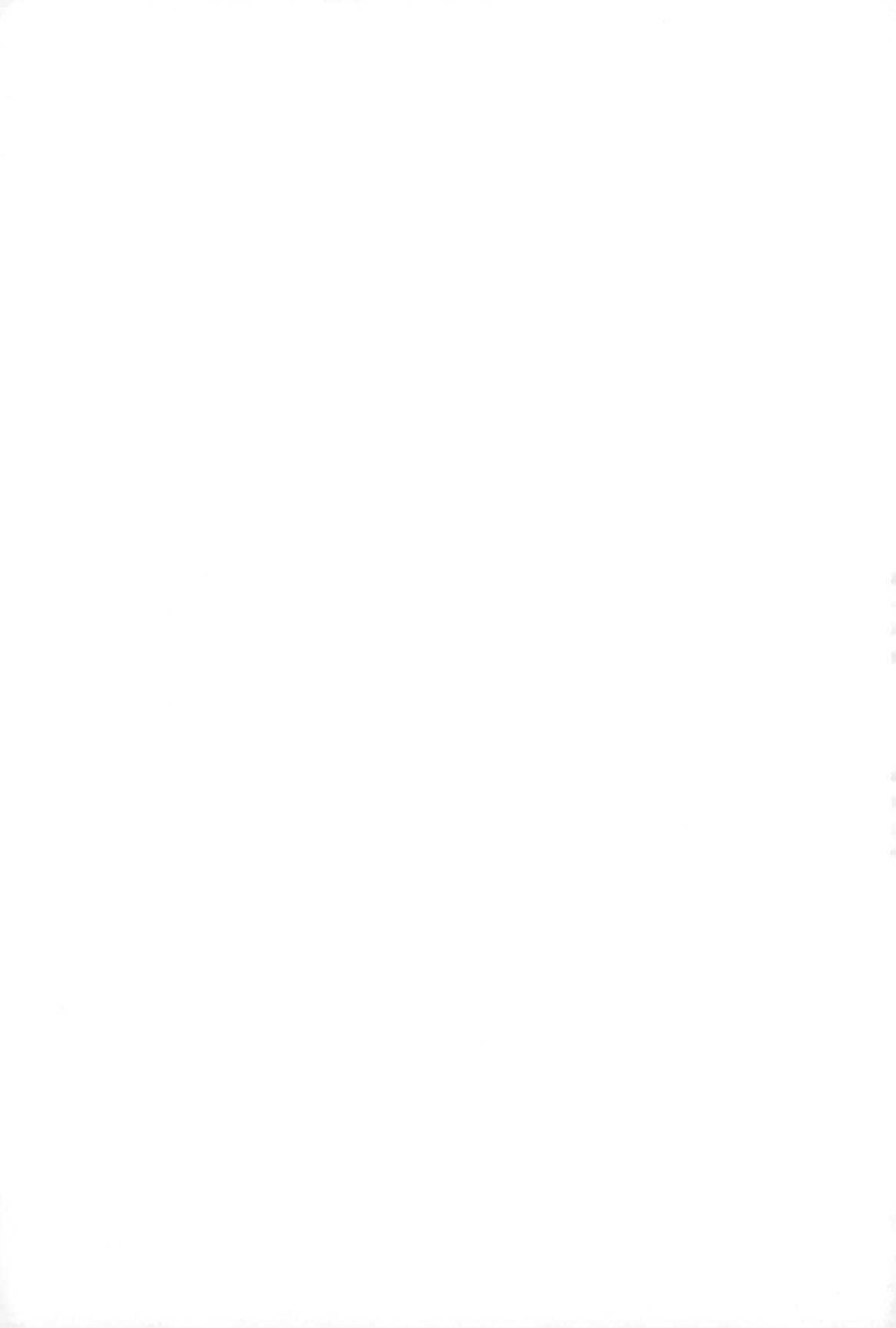

Hommage

« Partout où rayonnera le brillant soleil du ciel, sa gloire et la grandeur de son nom pénétreront et fonderont de nouvelles nations »

William Shakespeare, Henry VIII, acte V, scène V

Cet ouvrage rend hommage à la mémoire du caporal Ainsworth Dyer, du 3e Bataillon, Princess Patricia's Canadian Light Infantry, décédé en Afghanistan en 2002 au service de son pays.

Le caporal Dyer est né à Montréal, au Québec, le 29 juillet 1977 et a plus tard habité à Toronto. En 1996, il s'est enrôlé dans le 48th Highlanders of Canada, une unité de la Force de réserve. En octobre 1997, il a obtenu un transfert à la Force régulière. Après avoir terminé l'école de combat, au printemps 1998, il a été affecté au 3 PPCLI d'Edmonton, comme fantassin. En 2000, le caporal Dyer a participé, avec son unité, à l'Opération Palladium, qui était la contribution du Canada à la Force de stabilisation de l'OTAN en Bosnie-Herzégovine.

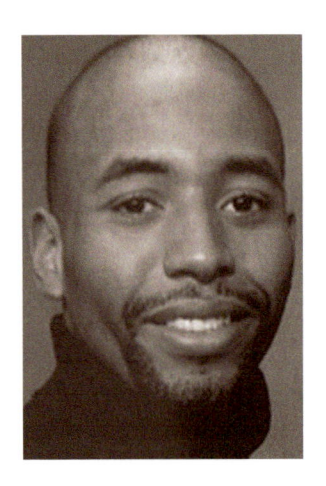

CAPORAL AINSWORTH DYER
3 PPCLI
1977-2002

Au printemps 2002, l'unité du caporal Dyer a été affectée à l'Opération Apollo, dans le cadre de la participation du Canada à la lutte contre le terrorisme en Afghanistan. Le caporal Dyer et trois autres membres du groupement tactique du 3 PPCLI, le sergent Marc Léger, le soldat Richard Green et le soldat Nathan Smith, ont été tués lors d'un tragique incident survenu alors qu'ils étaient en entraînement dans la région de l'aéroport de Kandahar, le 17 avril 2002. Morts sur le champ d'honneur, ils ont sacrifié leur vie au nom de la paix.

Ils resteront dans notre mémoire.

Remerciements

Les auteurs souhaitent exprimer leur reconnaissance à tous ceux qui les ont aidés à rédiger et à publier ce récit des contributions de Noirs canadiens à l'histoire militaire du Canada. Nous remercions également ceux qui nous ont fourni les informations et les photographies. Ce sont notamment les descendants du révérend capitaine William White du 2e Bataillon de construction, Robert (Bud) Jones de Montréal, le personnel du Musée du Commandement maritime de la base des Forces armées canadiennes de Halifax, en Nouvelle-Écosse. Merci aussi aux membres du groupe consultatif du Musée qui ont contribué à créer et à entretenir son exposition de photos illustrant l'histoire militaire noire et aux autres personnes et organisations dont les noms figurent dans le texte et les références photographiques. Malheureusement, cette modeste publication ne pourrait dire toutes les contributions et les réalisations, nombreuses, de ceux qui ont aidé à ouvrir les portes de la diversité dans les Forces canadiennes, ni ne pourrait espérer pouvoir comporter les photographies de tous ceux qui méritent une reconnaissance. Les auteurs espèrent que les récits présentés ont eu autant d'intérêt et suscité autant d'inspiration qu'ils l'ont fait pour les auteurs.

Table des matières

Remerciements	iii
Hommage	1
Introduction	3
La période coloniale	5
Les soldats coloniaux	5
La milice coloniale	6
Des débuts héroïques	9
La Croix de Victoria	9
William Edward Hall, V.C.	10
La première guerre d'indépendance indienne, 1857-1859	11
La libération de Lucknow	13
De la Confédération à la Première Guerre mondiale	17
La constitution d'une armée	18
Les Noirs canadiens pendant la Première Guerre mondiale	19
Le 2ᵉ Bataillon de construction, le «Bataillon noir» du Canada	23
La Seconde Guerre mondiale	33
L'appel aux armes	33
Les Noirs canadiens pendant la Seconde Guerre mondiale	36
L'après-guerre	39
La démobilisation, le réarmement et l'engagement international	39
La guerre de Corée	40
L'OTAN et les Nations Unies	42
L'unification et au-delà	44
Conclusion	46
Postface	47
Notes	49